李宪忠 李 路 王道全
主 编

实用小儿推拿
真人图解

编 委

韦贵康　孙树椿
陆家易　贺振泉

中国中医药出版社
·北 京·

图书在版编目（CIP）数据

实用小儿推拿真人图解 / 李宪忠，李路，王道全主编 . —北京：中国中医
药出版社，2017.3
ISBN 978 – 7 – 5132 – 3304 – 0

Ⅰ . ①实… Ⅱ . ①李… ②李… ③王… Ⅲ . ①小儿疾病—推拿—图解
Ⅳ . ① R244.1–64

中国版本图书馆 CIP 数据核字（2016）第 086197 号

中国中医药出版社出版

北京市朝阳区北三环东路 28 号易亨大厦 16 层
邮政编码　100013
传真　010 64405750
保定市中画美凯印刷有限公司印刷
各地新华书店经销

开本 710×1000　1/16　印张 14　拉页 1　字数 233 千字
2017 年 3 月第 1 版　2017 年 3 月第 1 次印刷
书号　ISBN 978 – 7 – 5132 – 3304 – 0

定价　66.00 元
网址　www.cptcm.com

如有印装质量问题请与本社出版部调换
版权专有　侵权必究

社长热线　010 64405720
购书热线　010 64065415　010 64065413
微信服务号　zgzyycbs

书店网址　csln.net/qksd/
官方微博　http：//e.weibo.com/cptcm

淘宝天猫网址　http：//zgzyycbs.tmall.com

中医学在我国已经有五千年的历史，她承载着中国古代人民同疾病做斗争的经验和理论知识，是在古代朴素的唯物论和辩证思维方式的指导下，通过长期医疗实践，逐步形成并发展成的医学理论体系，是中国传统文化的宝贵遗产，其内涵渊博，值得深入研究。

推拿疗法是在人体体表上运用各种手法，以及做某些特定的肢体活动来防治疾病的中医外治法。它具有通经活络、滑利关节、调整脏腑气血功能和增强人体抗病能力的作用，是历代大师传承、实践，并行之有效的中医治疗方法之一，也是我国璀璨的古代文化史上的一朵绚丽夺目的花朵。

中医小儿推拿的文字记载最早见于秦汉时期；小儿推拿应用临床则最早见于晋唐，晋唐时期推拿学的快速发展和宋元时期中医儿科学理论体系的逐渐完善为之奠定了基础；小儿推拿独立形成体系和快速发展主要在明清时期，尤其是明末清初，而于清朝达到鼎盛，至今仍广泛用于临床，对小儿的健康和中华民族的繁衍昌盛做出了不可磨灭的贡献。

小儿推拿具有如下独特的优势。

1. 淡化了现代医学中病毒、细菌等固定的思维模式，开阔了诊疗思路。

2. 推拿是一种绿色纯手工操作的非药物疗法，具有安全、无毒副作用的特点，可以避免滥用抗生素导致的毒副作用。

3. 重视人体的阴阳平衡，用于治疗疾病、善后与保健，在降低疾病复发率与维持身体健康状态方面有很大的优势。

4. 具有见效快、疗效高的特点。

5. 操作简单易行，不需要特殊环境，不需要任何药物，只要辨证后按照规范的手法动作进行操作，就能起到很好的保健作用。

6. 适用范围广泛，适用于儿科多种内科常见疾病。特别是消化系统和呼吸系统疾病，例如腹胀、腹泻、便秘、消化不良、厌食、感冒、咳嗽、发热、支气管炎等，且对运动发育迟缓、肌性斜颈、假性近视、足内翻等效果显著。

我认识李宪忠先生已经有 10 年多了，在相识中，处处感受到他对传统中医推拿的渴求和热爱。《实用小儿推拿真人图解》凝结了他对中医推拿技术的传承，也记载了他 20 多年的实践和经验，愿本书能对 21 世纪的父母们在科学育儿方面有所帮助。

何界生

2016 年 9 月 6 日

（何界生，原卫生部副部长，现任中国女医师协会会长，中国老年保健协会会长）

我熟悉李宪忠有十多年的时间了，他于 2007 年来广西中医学院专家楼（仁爱分院）进修中医骨伤科，当时主要带教老师是我与陈忠和教授。在进修期间，他学习勤奋，工作踏实，思想上进，团结同志，对脊柱与四肢病损的诊疗新技术掌握较快，由于他手法熟练，得到了很多病人的赞扬，不少病人专门找他做手法。他给我留下了深刻印象，从此，我与李宪忠结下了不解的师生之缘。

李宪忠于 2007 年加入世界手法医学联合会。我亲眼看见他 2009 年在南宁参加第三届国际保健手法大赛中获得特等奖，其在大会交流论文获优秀论文二等奖；2011 年在佛山召开的第四届国际保健手法与民间疗法大赛中获得团体银奖；2012 年被世界手法医学联合会评选为首届世界手法医学与传统疗法"名师"；2013 年在香港第五届国际保健手法与民间疗法大赛中获得"世界十杰"总分第一名；由于李宪忠的突出表现，被世界手法医学联合先后聘为理事、副秘书长、副主席。

李宪忠，中共党员，出生于中医世家，他从小喜爱医学，跟随奶奶刘承英学习推拿正骨，跟随许多针灸名医学习针灸。于 1990 年 3 月应征入伍，在部队一直从事针灸推拿正骨工作至 1999 年转业。他曾先后跟多位知名医学专家教授学习，并深受大师们的赏识。由于他勤奋好学、品德优良、手法精湛，他不但诊治了大批部队士兵、平民百姓，还为部队首长、明星、政要人物，甚至某国国家级领导人治疗，得到患者的一致好评。

他于 2015 年出版了专著《实用小儿推拿保健真人图解》，受到读者的欢迎与好评。近两年来他在主办"实用小儿推拿班"的过程中，随着授课的日益精进，他不断调整完善课程内容，决定重新修订出版《实用小儿推拿真人图解》，并且得到了中国中医药出版社的大力支持。

《实用小儿推拿真人图解》一书是李宪忠师承众多名家，将近三十年针灸推拿正骨技术推广及诊疗活动的经验总结，是他研习传统中医按摩手法、正骨手法及小儿推拿手法的成果。该书具有一定的创新性，很好的科学性，以及临床实用价值。希望该书的出版能对小儿常见病的防治起到较好的帮助，尤其是在当前存在过度药物医疗、滥用抗生素、小儿看病难、儿科医生不足的背景下，中医小儿推拿作为一种非药物、无痛苦、易接受且有效的自然疗法，对孩子身心的健康成长具有一定的现实意义！

　　作为李宪忠的老师，我十分欣赏他的坦诚热情、勇敢智慧、不畏困难、乐于助人的品格，对中医药事业的不懈追求，以及对手法医学谦恭好学、精益求精的精神。阅读该书稿之后，有感而发，乐于为序。

广西中医药大学终身教授

世界手法医学联合会主席

世界手法医学与传统疗法大师

2016 年 9 月于南宁

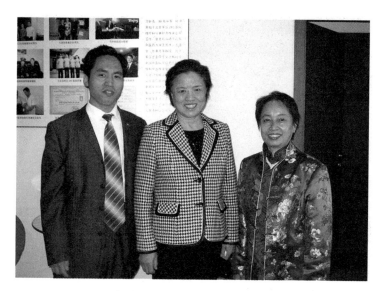

与原卫生部何界生副部长合影

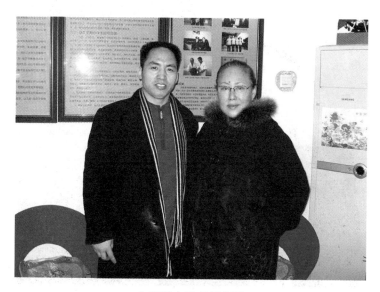

与斯琴高娃老师合影

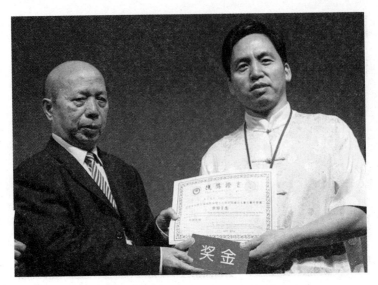

接受韦贵康主席颁发世界十杰第一名奖状及奖金

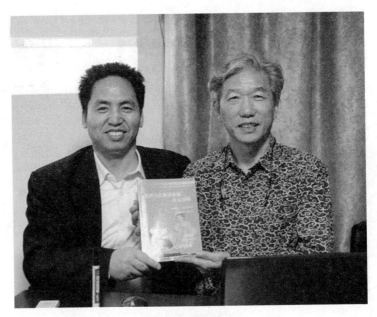

与恩师陆家易老师合影

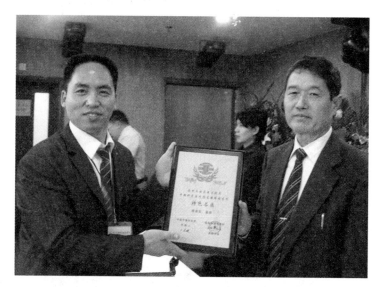

接受平衡针灸发明人王文远教授颁发特色名医奖

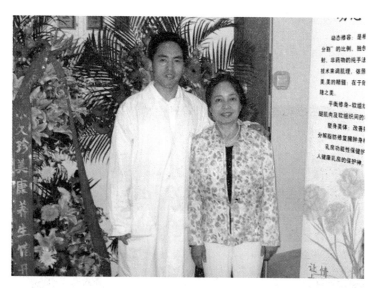

与久珍－软组织修复技术发明人林仪贞专家合影

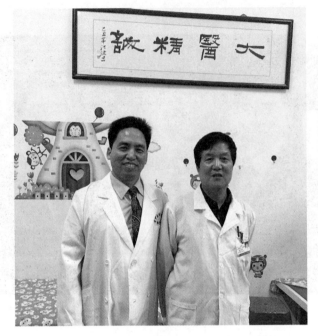

与恩师山东中医药大学王道全教授合影

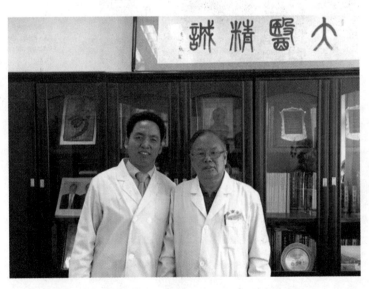

与清宫正骨传承代表人孙树椿教授合影

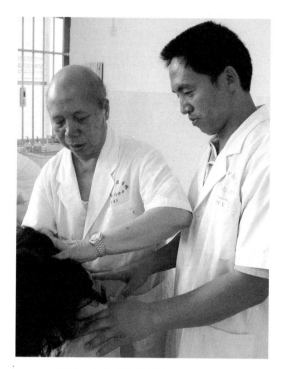

恩师韦贵康院长传授韦氏正骨技术

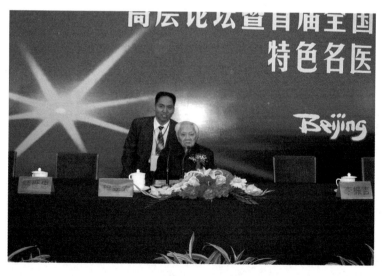

与程莘农院士合影

第 1 章 概论

目录

第 2 章　小儿疾病辨证论治特点

第 3 章　小儿推拿常用手法及四大保健穴

目录

第 4 章　小儿推拿常用穴位

目录

目录

目录

第 5 章　小儿常见病症推拿治疗

目录

目录

附录　久珍金刀健身功

第 **1** 章

概 论

小儿推拿学 是在中医基础理论和相关临床知识指导下，根据小儿的生理病理特点，研究在其体表特定的穴位或部位施以手法，以防治疾病、助长益智的一种外治疗法，是一门独具特色的中医临床学科。

小儿推拿学是在中医基础理论和相关临床知识指导下，根据小儿的生理病理特点，研究在其体表特定的穴位或部位施以手法，以防治疾病、助长益智的一种外治疗法，是一门独具特色的中医临床学科。

小儿推拿具有自身系统的理论体系和临床宝贵经验，是千百年来我国历代医家在长期临床实践中不断积累和总结的结晶，对小儿的健康和中华民族的繁衍昌盛做出了不可磨灭的贡献。

小儿推拿学是中医推拿学的重要组成部分，随着儿科学理论体系的建立和推拿临床的广泛应用而逐步形成。本学科的发展经历了以下几个重要阶段。

一、秦汉时期——小儿推拿学的萌芽时期

秦汉时期是中医学发展的重要阶段。中医理论的基本框架和临床治疗学的基本原则均是在此时期构筑和奠定。在此时期，小儿推拿随着推拿学和儿科学的出现开始萌芽。《黄帝内经》作为指导中医临床各学科的经典著作，同样指导着小儿推拿学的发展。

二、隋唐宋元时期——小儿推拿学的奠基时期

隋唐时期是推拿学发展的重要阶段。到了隋唐时期，按摩已成为国家医学教育的四大科目之一。隋代的官方医学校太医署设有"按摩博士"。唐代的太医署规模更大，除按摩博士外，还设有按摩师、按摩工、按摩生等共计70余人。同时，隋唐时期也是中医儿科学发展的奠基时期，太医署除了设有按摩科外，还有少小科（即小儿科）。唐代的儿科医生需要经过医学博士教授5年，考试合格后方为小儿医。隋唐为我国政治、经济、文化等各方面较为昌盛的时期，医学教育的开展促进了推拿学的发展和中医儿科学的形成，且随着对外经济文化的交流，中医推拿也开始传入日本、朝鲜、印度和西欧各国。

宋元时期，北宋沈括《良方》10卷，记载了用掐法治疗脐风，这是宋代少有的关于小儿推拿疗法的成就。此时期，中医儿科学有了全面发展，著名儿科学家钱乙结合自己的临床经验，著成了《小儿药证直诀》，该书将小儿的生理病理特点概括为"脏腑柔弱，易虚易实，易寒易热"，诊断方面创立"面上证""目内证"等，堪称中医儿科学的精髓。该书的问世，标志着中医儿科学理论体系的建立，这也为小儿推拿学的形成与发展奠定了坚实的基础。

总之，隋唐时期推拿学的快速发展和宋元时期中医儿科学理论体系的逐渐完善，使得小儿推拿孕育其中，为其后来独成体系奠定了基础，故此时期为小儿推拿学的奠基时期。

三、明清时期——小儿推拿学的形成时期

明清时期，中医学已经有了显著发展，推拿学也日趋成熟，其中最主要的表现就是小儿推拿形成了自己的独立学术体系，而这正是基于儿科学理论体系的建立和推拿临床的广泛应用。明代初期，应用推拿防治小儿疾患已经积累了丰富的经验，而小儿推拿学真正形成独立的学术体系则是在明代中后期，其主要标志是《小儿按摩经》《小儿推拿秘旨》《小儿推拿秘诀》这3部小儿推拿专著的相继问世。

到了清代，小儿推拿的理论以及临床应用进一步发展，诊疗水平进一步提高，相关专著也陆续问世。其中影响较大的有清代张振望所著的《厘正按摩要术》，该书是对光绪十四年前小儿推拿集大成的著作，书中所创的小儿推拿8法（按、摩、掐、揉、推、运、搓、摇）、胸腹按诊、穴位推拿等沿用至今，疗效显著，对临床具有实际指导意义。

四、新中国成立后——小儿推拿学蓬勃发展的时期

新中国成立后，随着党对中医药政策的不断重视和落实，小儿推拿学在临床、教学、科研，以及著作出版和推拿人才队伍建设等各个方面出现了空前的繁荣。

一、生理特点

小儿的生理特点主要表现在两个方面。

（一）脏腑娇嫩、形气未充

脏腑即五脏六腑；形是指形体结构，如四肢百骸、骨骼筋肉、气血津液；气是指脏腑的生理功能活动，如肺气、脾气、肾气等。小儿出生后，犹如萌土之幼芽，机体各器官的形态结构和生理功能都是不成熟和不完善的，五脏六腑之气都相对地不足，尤以肺、脾、肾三脏最为突出。中医学据此提出"小儿为稚阴稚阳之体"，认为小儿"稚阳未充，稚阴未长"。这种观点充分说明了小儿无论在物质基础还是生理功能方面，都是幼稚而未充实的，是处在不断的生长发育过程中的。

（二）生机蓬勃、发育迅速

小儿虽然脏腑娇嫩、形气未充，但其生长发育迅猛，无论是体格、智力，还是脏腑功能，均不断向成熟完善方面发展，犹如旭日初升、草木方萌，蒸蒸日上，欣欣向荣。古代医家据此提出"三岁以下小儿为纯阳之体"，认为小儿生机旺盛，生长发育迅速，迫切需要水谷精微等营养物质，年龄越小，生长速度越快，营养物质需求越多，因而常见的病机特点为"阳常有余，阴常不足"。

"稚阴稚阳"和"纯阳之体"两个观点是小儿生理特点的一个问题的两个方面，体现了中医学阴阳互根的理论思想，与成人完全不同。

二、病理特点

小儿的病理特点主要表现在两个方面。

（一）发病容易、传变迅速

发病容易，是指小儿容易感染病邪而发病。小儿"稚阴稚阳"的生理特点决定了其体质嫩弱，御邪能力不强，加之小儿寒暖不能自调，乳食不会自节，故在外易为六淫所侵，在内易为饮食所伤，加之胎产禀赋因素，所以小儿易于感邪，容易发病，且年龄越小，发病率越高。

传变迅速，是指小儿在疾病转归过程中容易发生转化，变化多端。主要表现为寒热虚实的迅速转化，即易虚易实、易寒易热。虚实是指人体正气的强弱与致病邪气的盛衰而言。小儿一旦患病，则邪气易实，正气易虚，实证可迅速转化为虚证，虚证也可转化为实证（或为虚实并见之证）。寒热为两类性质不同的疾病病理证候，由于小儿稚阴未长，在疾病的过程当中，易呈阴伤阳亢，表现热的证候。又由于小儿稚阳未充，机体脆弱，尚有容易阳虚的一面，出现阴寒之证。

（二）脏气清灵、易趋康复

与成人相比，小儿虽然易于发病，病后又易于传变，但小儿为纯阳之体，生机蓬勃，虽为病邪所伤，但其机体再生修复力强，故恢复也较快。小儿病因单纯，多为外感六淫，或内伤饮食，少七情六欲之伤。脏气清灵，对药物反应敏捷。只要辨证准确，医治得当，治疗及时，护理良好，病情好转要比成人快，容易恢复健康。即使出现危重证候，只要积极治疗，抢救得力，预后往往较好。

三、五脏特点

明代儿科名医万全根据钱乙"脏腑虚实辨证"理论，提出小儿"肝常有余，脾常不足""心常有余，肺常不足""肾常虚"的观点，即所谓小儿五脏"三不足两有余"的理论，对后世探讨小儿生理病理特点具有重要的指导意义，所以万全在《万氏育婴秘诀·五脏证治总论》中谈到"有余为实，不足为虚"。

（一）肝常有余

肝主人体生发之气，肝气生发则五脏俱荣。小儿生机蓬勃，肝阳易旺，肝风易动，故有"肝常有余"的生理特点。但此有余为生长之气，自然之有余，不是指小儿肝阳亢盛；此有余又是相对之有余，是稚弱之有余，是相对于其他脏腑而言的，并非强实成熟之说。

"肝常有余"的生理特点，提示小儿病理上容易出现肝火上炎、肝阳上亢、肝气横逆、肝风内动的病证。

（二）脾常不足

脾为后天之本，气血生化之源。小儿脾常不足，包括脾胃之体成而未全、脾胃之用全而未壮，乳食的受纳、腐熟、传导，以及水谷精微的吸收、转输功能均显得和小儿的迅速生长发育所需不相适应。加之小儿饮食不知自调，家长喂养常有不当，就形成了易患脾系疾病的内因外因。加之小儿肝常有余，脾受克抑，故有"脾常不足"的生理特点。"脾常不足"的生理特点，提示小儿病理上容易出现饮食停滞、气血两虚的病证。

（三）心常有余

小儿阴常不足、阳常有余，木火同气，心肝之火易亢。肾阴之水不足，水不制火，心少克制，故心火易炎，因此，小儿心气旺盛有余，故有"心常有余"的生理特点。然心之有余又是相对的、稚弱的，并非强实、成熟、完善的。小儿气血尚未成熟，故心血不足，心主血脉、藏神功能亦稚弱。

"心常有余"的生理功能，提示小儿病理上容易出现心火亢盛、心火上炎的证候。

（四）肺常不足

肺本为娇脏，难调而易伤。小儿肺常不足，包括肺的解剖组织结构尚未完善，生理功能尚未健全，加之小儿寒暖不能自调，家长护养常有失宜，故形成了易患肺系疾病的内因外因。肺为华盖，主一身之表，六淫外邪侵入，不管从口鼻而入还是从皮毛而入，均先犯于肺，故有"肺常不足"的生理特点。

"肺常不足"的生理特点，提示小儿病理上容易出现感冒、咳嗽、肺炎喘嗽等肺系疾患。

（五）肾常虚

肾为先天之本、元阴元阳之府。小儿肾常虚，是指小儿脏腑虚弱，气血未充，肾中精气尚未旺盛，骨气未成。加之小儿的生长发育，以及骨骼、脑髓、发、耳、齿等的形成与功能均与肾有着密切的关系。而小儿先天禀受之肾精又须赖后天脾胃生化之气血不断充养，才能逐步充盛，小儿未充之肾气又常与其迅速生长发育的需求显得不相适应，故有"肾常虚"的生理特点。

"肾常虚"的生理特点，提示小儿病理上容易出现诸如解颅、胎怯胎弱、五迟五软、佝偻等肾精不足之疾患。

小儿生长发育特点

生长发育是小儿时期不同于成人的最重要的特点，这是一个动态连续的过程。生长是指整体和器官的长大，是可测出的量的增加；发育是指细胞、组织、器官功能上的分化与成熟，是质的变化，二者不能截然分开，密切相关。因此，掌握小儿生长发育的基本规律，了解小儿正常发育标准，对于防治疾病和生活保健具有重要的意义。

一、年龄分期

在小儿整个生长发育过程中，形体和生理功能有几次从量变到质变的飞跃。根据小儿的解剖、生理和心理特点，一般将小儿年龄分为胎儿期、新生儿期、婴儿期、幼儿期、学龄前期、学龄期和青春期。

（一）胎儿期

从受精卵形成至胎儿娩出约280天（40周），胎儿的周龄即胎龄。临床上将胎儿期划分为3个阶段：①妊娠早期：即前12周。此期各组织器官处于形成阶段，若受到感染、放射线、化学物质或遗传等不利因素的影响可引起先天畸形甚至胎儿夭折。②妊娠中期：自13周至28周，此期胎儿体格生长，各器官迅速发育，功能日趋成熟。至28周时，胎儿肺泡发育基本完善，已具有气体交换功能，此胎龄以后出生者存活希望较大。③妊娠晚期：自29周至40周。此期胎儿体重迅速增加，娩出后大多比较健康。此期中，胎龄满28周（体重≥1000g）至出生后1周称为围产期。

（二）新生儿期

新生儿期是指从胎儿娩出脐带结扎至出生后的28天。此期新生儿离开母体经历巨大变化，但器官功能发育尚不完善，适应能力和抵抗力差。在婴儿死亡中有2/3死于出生后28天内，尤以第1周最高，占新生儿死亡数的70%。这个时期小儿独立依靠自己的消化系统和泌尿系统摄取营养和排泄代谢产物，大脑皮层处于抑制状态，兴奋性低，体重迅速增长，需要大量的睡眠时间。但是患病后反应性比较差，因此，在喂养方面应该特别注意。

（三）婴儿期

婴儿期是指出生后 28 天到 1 周岁。此期为小儿生长发育最迅速的时期，周岁时身长为出生时的 1.5 倍，体重是 3 倍。每日需要的总热量和蛋白质相对较高，但其消化功能尚不完善，易发生消化和营养的紊乱，出现佝偻病、贫血、营养不良、腹泻等疾病。此期婴儿体内来自母体的免疫抗体逐渐消失，而自身免疫系统尚未完全成熟，对疾病的抵抗力较低，易患传染病和感染性疾病。故应注意合理添加辅食、适当晒太阳、按时进行预防接种，以增强抗病能力。

（四）幼儿期

幼儿期指 1～3 周岁。此期小儿开始走路，活动范围增大，由于缺乏对危险事物的识别能力和自身保护能力，要注意预防发生意外伤害，预防传染病。此期体格生长速度减慢，智能发育加速，民间也有"3 岁看大"的说法，因此，要注意早教和小儿智力的开发。

（五）学龄前期

学龄前期是指 3～7 周岁。这个时期小儿好奇心和模仿能力强，可用语言表达自己的思维和感情。民间也有"7 岁看老"的说法，因此，3～7 岁小儿的可塑性很强，从心理学的角度说，长大后所有的优秀品质，都是在这一阶段塑造成型的，成年时的所作所为只是这一阶段的行为投射而已，所以应重视思想教育，培养小儿爱劳动、讲卫生、爱集体、懂礼貌等优良的品质。

（六）学龄期

学龄期是指自 7 周岁至青春期前。此期除生殖器官外各器官外形均与成人接近，智能发育更加成熟，可接受系统的科学文化知识。此期应保证营养、体育锻炼和充足的睡眠，防治龋齿，保护视力。

（七）青春期

青春期，女孩从十一二岁到十七八岁，男孩则为 13～20 岁。这个时期小儿体格生长再次加速，出现第二个高峰。生殖系统发育加速并趋于成熟，至本期结束时，各系统发育成熟，体格生长逐渐停止。青春期生理成熟而心理不成熟，应着重加强道德品质教育与生理、心理卫生知识教育，包括性知识教育和其他卫生指导，保证营养为本期保健重点，青春期高血压和肥胖可能是成年和老年期各种心血管疾病的潜在威胁，需做好防治工作。

二、生理常数

生理常数是对健康小儿生长发育规律的总结，是用来衡量小儿健康状况的标准。

（一）体重

体重为各器官、组织及体液的总重量，是反映儿童体格生长，尤其是营养状况最易取得的敏感指标，也是儿科临床计算药量、输液量的重要依据。测量体重最好在清晨空腹排尿之后。

新生儿出生体重与胎次、胎龄、性别（男较女重）及母亲健康状况有关。男孩出生体重平均为（3.3±0.4）kg，女孩为（3.2±0.4）kg，平均为3kg，与世界卫生组织的参考值一致：出生后第1周内由于摄入不足、水分丧失及排出胎粪，体重可暂时性下降3%～9%（生理性体重下降），且在出生后3～4日达到最低点，以后逐渐回升，常于7～10日恢复到出生时的水平。小儿年龄越小，体重增长越快。出生后第1个月可增长1～1.5kg；3个月时体重约为出生时的2倍（6kg），1岁时体重约为出生时的3倍（9kg），2岁时体重约为出生时的4倍（12kg），2岁后到青春前期体重每年稳步增长约2kg。具体的体重计算公式为：

1～6个月：体重（kg）= 出生体重（kg）+ 月龄 × 0.7

7～12个月：体重（kg）= 6（kg）+ 月龄 × 0.25

2岁以上：体重（kg）= 8（kg）+ 年龄 × 2

（二）身长（高）

身长（高）是指从头顶到足底的全身长度，是反映骨骼发育的重要指标之一。3岁以下卧位测量身长（高），3岁以上采用立位，要求足跟、臀、两肩部及枕后同时紧靠立柱。身长（高）的显著异常是疾病的表现，如身长（高）低于正常的30%以上，要考虑侏儒症、营养不良等。

年龄越小，身长（高）增长越快，婴儿期和青春期是两个增长高峰。新生儿出生时平均为50cm，1周岁时达到75cm，2周岁时达到85cm，2～12岁平均每年增加5～7cm，具体的身长（高）计算公式为：

2～12岁身高（cm）＝年龄×7＋77（cm）

（三）坐高

由头顶至坐骨结节的长度称坐高。出生时坐高为身高的67%，以后下肢增长比躯干快，6岁时为比例变成55%。此百分数显示了身体上、下部比例的改变，比坐高绝对值更有意义。

（四）头围

经眉弓上方、枕后结节绕头一周的长度称为头围，反映了脑和颅骨的发育程度。新生儿头围平均约34cm。在出生后最初半年增长约8cm，后半年约4cm，1岁时达到46cm，2岁时为48cm，5岁时为50cm，15岁时54～58cm（接近成人头围）。头围测量在2岁前最有价值。头围过大常见于脑积水和佝偻病后遗症，过小见于脑发育不全及头小畸形。

（五）囟门

前囟为顶骨和额骨边缘形成的菱形间隙，其对边中点连线长度在出生时为1.5～2.0cm。后随颅骨发育而增大，6个月后逐渐骨化而变小，1～1.5岁时闭合。前囟检查对儿科临证很重要，早闭或过小见于头小畸形；迟闭或过大见于佝偻病、脑积水、克汀病或先天性甲状腺功能减低症等。前囟过于饱满常表示颅内压增高，见于脑炎、脑膜炎、脑肿瘤、脑出血等疾病。而前囟凹陷则见于极度消瘦或脱水者。后囟为顶骨与枕骨边缘形成的三角形间隙，出生时即已很小或已闭合，最迟于生后6～8周闭合。

（六）胸围

沿乳头下缘水平绕胸1周的长度为胸围，反映了肺与胸廓的发育程度。测胸围时要观察呼气与吸气时的胸围，取其平均值。出生时小儿的胸围平均为32cm，小于头围1～2cm。1～1.5岁时小儿的头围与胸围相等，以后胸围逐渐大于头围。1岁至青春前期胸围超过头围的厘米数约等于小儿年龄数减1，佝偻病和营养不良者往往胸围较小。

（七）牙齿

牙齿的发育与骨骼发育有一定的关系。人一生有两副牙齿，即乳牙（共20颗）和恒牙（共32颗）。出生时在颌骨中已有骨化的乳牙芽孢，但未萌出，出生后4～10个月乳牙开始萌出，最晚30个月出齐20颗乳牙。恒牙的骨化从新生儿时开始，6岁左右开始出第1颗恒牙即第1磨牙，12岁萌出第2颗磨牙，17～18岁萌出第3颗磨牙（智齿），也有始终不出者。2岁以内乳牙的数目约为月龄减6。

出牙为生理现象，但个别小儿可有低热、流涎、睡眠不安、烦躁等反应。较严重的营养不良、佝偻病、甲状腺功能减低症、21-三体综合征等患儿可有出牙迟缓、牙质差等。

（八）呼吸、脉搏、血压

1. 呼吸　年龄愈小，呼吸愈快。1～3个月每分钟40～45次，4～6个月每分钟35～40次，6～12个月每分钟30～35次，1～3岁每分钟20～25次。

2. 脉搏　年龄愈小，脉搏愈快。新生儿1岁以内每分钟120～160次，1～3岁每分钟100～120次，3～5岁每分钟90～110次，5～7岁每分钟80～100次，7～12岁每分钟70～90次。

3. 血压　年龄愈小，血压愈低。一般收缩压不得低于75～80mmHg（9.9～10.7kPa），不得超过120mmHg（16.0kPa），舒张压不得超过80mmHg（10.7kPa）。正常情况下，下肢血压比上肢血压高20～40mmHg（2.7～5.3kPa）。测血压应在小儿安静状态下进行，一般只测一侧上肢，怀疑有主动脉缩窄或大动脉炎时，应测下肢血压。各年龄期小儿的正常血压，可用下列公式计算：

收缩压（kPa）= 10.7 + 0.27 × 年龄
舒张压（kPa）= 收缩压 ×（1/2 ～ 2/3）

（九）语言发育

语言发育反映了神经的发育，一般可分为4个阶段。

1. 发音阶段　新生儿除哇哇啼哭，没有其他发音。2个月能发出和谐喉音。3个月发出喃喃之声。

2. 咿呀语阶段　5～6个月会发出单调音节。7～8个月会发复音，如"妈妈""爸爸"等，并可重复大人所发简单音节。

3. 单语单句阶段　1岁以后能说日常生活用语，如睡、吃、走等。15个月能说出自己名字。1岁半能讲单句，能用语言表达自己的要求，如吃饭等。

4. 成语阶段　2岁后能简单交谈，4～5岁能用完整的语言表达自己的意思，7岁以后能较好地掌握语言。

 一哭二笑三认母，四月大笑五认生，七月无意说爸妈，十月招手会再见，一岁以后能说话。

（十）运动发育

运动的发育对于小孩来说非常重要，因为运动的发育与肌肉的发育，尤其与中枢神经系统和大脑的发育都有密切关系。发育顺序是由上到下、由不协调到协调、由粗到细。以后随着年龄的增长而能登梯、跳跃，动作也逐渐有力、精细和准确。发育顺序与年龄有密切的关系：如1个月小儿在睡醒后常做伸欠动作，2个月俯卧时开始抬起头来，3～4个月俯卧时能抬起前半身，6个月能翻身，7个月会独坐等。

小儿精细动作的发育表现在握物的方式上。新生儿两手握拳很紧；2个月时握拳姿势逐渐松开；3～4个月时握持反射消失，开始有意识地取物；6～7个月时能独自摇摆或玩弄小物体，出现换手与捏、敲等探索性动作；9～10个月时可用拇、食指取物；12～15个月时学会用匙，乱涂画，能翻书；18个月时能叠2～3块方积木；2岁时可叠6～7块方积木，能握杯喝水；3岁时在别人的帮助下会穿衣服；4岁时基本上能自己脱、穿简单衣服。

 一听二看三抬头，四撑五抓六翻身，七坐八爬九扶立，十二个月能独走。

三、小儿的喂养

为了保证小儿健康成长，喂养和保健工作很重要。乳婴儿时期，发育迅速，需要大量的营养物质，因此科学合理的喂养不仅是小儿生长发育的物质基础，也是战胜疾病的重要保证。如果小儿喂养不当，则会引发疾病。

1. 提倡母乳喂养　母乳是婴幼儿最理想的天然食品，历代医家都主张母乳喂养。现代科学亦证明：母乳中不仅含有适合婴儿生长所需的各种营养物质，如蛋白质、脂肪、碳水化合物、矿物质，而且含有丰富的抗体、活性细胞和其他免疫活性物质。母乳美味可口、新鲜适口、无细菌污染，同时易于消化吸收，可增强小儿抗病能力。母乳中含有抗体，临床上母乳喂养的婴儿呼吸道、消化道感染发生率较人工喂养者低很多。

2. 合理添加辅食　随着婴儿的生长发育，消化器官和神经系统进一步发育成熟，单纯哺乳已不能满足机体的需要。因此，不论是母乳或人工喂养到一定时候均需适时地添加辅助食品。婴儿在 3 ～ 4 个月时可加少量米糊、菜泥、蛋黄等，使之慢慢适应。添加辅食时应根据个体的实际需要和消化能力不同，按照一定的原则即由少到多、由细到粗、由稀到干、由一种到多种地进行。同时，每次添加新的辅食时，应注意四时的变化和婴儿的身体状况，如发热、呕吐、腹胀、腹泻、夜寐不安时应减少或暂停辅食。婴儿 4 ～ 6 个月时生长发育的速度比较快，此时婴儿的各个消化器官的功能发育尚未完善，辅食添加得过早或过晚，或者食物选择的种类不合理，都会对婴儿的营养健康状况有伤害，造成婴儿消化功能紊乱，导致营养不良。

3. 适当掌握断乳时机　随着婴儿逐渐长大，其消化功能也逐渐完善，乳牙开始萌出，咀嚼功能加强，因此，应选择适当时机断乳。母乳按其所含营养成分的不同可分为初乳、过渡乳、成熟乳、晚乳。初乳的蛋白质、维生素含量较高，而成熟乳和晚乳的营养成分逐渐减少。婴儿在 8 ～ 12 个月时继续哺乳，一方面不能满足婴儿的生长发育需要，另一方面又会影响辅食的添加，从而产生一系列营养缺乏性疾病，如营养不良、营养性贫血、微量元素缺乏、维生素 D 缺乏性佝偻病等。因此，主张 8 ～ 12 个月断乳，最晚不过 1 岁半。

4. 合理安排膳食结构　断奶后的婴幼儿仍处于生长发育、物质代谢的旺盛时期，其乳牙尚未出齐，脾胃运化功能还未健全，如果膳食安排及营养调配不当，均会影响小儿的身体健康。如有些家长喂婴儿简单的稀粥、泡饼干、蛋糕之类，致使蛋白质、维生素摄入不足而发生营养不良。又有些父母过于溺爱，以肥甘厚味、生冷之物任其食之，造成积滞内伤，损伤脾胃。

合理的膳食调配首先要保证食物的种类多样化，广泛摄取生长发育所需的各类营养素如蛋白质、脂肪、碳水化合物、无机盐、水、矿物质、纤维素等。其次，各类营养素的搭配应比例适当，热量均衡。一般来说蛋白质、脂肪、碳水化合物的重量比值接近 1∶1∶4～5，各占总能量的 10%～15%、25%～30%、50%～60%，保证荤素平衡，酸碱平衡，水盐平衡。最后，食品的烹调加工应适合小儿的消化功能，做到细、碎、软、烂，忌选甘肥油腻或辛辣刺激食品。

5. **培养良好的饮食习惯**　小儿时期应养成良好的饮食习惯，要求做到规律化、合理化，即根据实际需要定时、定量配给，不可过饥过饱。同时应吃好正餐，少吃零食，避免偏食，纠正厌食。食宜专心，细嚼慢咽，进食易乐。

第四节　小儿推拿治疗概要

一、小儿推拿的特点

小儿推拿辨证是在四诊八纲的基础上进行的。在四诊中，因患儿不会说话，所以问诊常是间接的，较大儿童虽能言语，但往往不能确切诉说病情，加之婴儿气血未充，经脉未盛，脉象难凭，脉诊虽能反映一些情况，但也不够全面。只有望诊不受条件限制，反映病情比较可靠，特别是小儿指纹的望诊，尤应重视。

由于小儿发病以外感病和饮食内伤居多，临证以阳证、实证、热证为多，因此在推拿治疗上常以解表（推攒竹、推坎宫、推太阳、拿风池等）、清热（清天河水、退六腑、推脊等）、消导（推脾经、清大肠、揉板门、揉中脘、揉天枢等）为多。小儿推拿的穴位除常用的少数经穴、奇穴外，多数穴位为小儿特定穴位，除点状穴位外，还有线状和面状之不同。点状穴位如精宁、威灵、一窝风、小天心等。线状穴位如天河水、三关、六腑等。面状穴位腹、脐、八卦等均为成人推拿少用甚至不用的，而且多分布在两肘以下，与成人不同，这些特有穴位的分布特点，给临床治疗带来了很多方便。

小儿脏腑娇嫩，形气未充，肌肤柔弱，手法要求轻柔深透，适达病所而止，因此操作者需要很好地进行手法的练习。手法练习的方法较多，但小儿推拿手法练习以进行人体操作为主，大多数可参考成人推拿手法的练习方法。小儿推拿手法操作的时间，一般来说以推法、揉法次数为多，而摩法时间较长，掐法则重、快、少，在掐后常继用揉法，而按法和揉法也常配合应用。掐、拿、捏等较强刺激手法，一般应放在最后操作，以免刺激过强，使小儿哭闹，影响后面的操作治疗。

二、小儿推拿的操作顺序

小儿推拿的操作顺序一般有 3 种方法，可根据临床情况灵活应用。①先推头面部穴位，依次推上肢、胸腹、腰背、下肢部穴位。②先推主穴，后推配穴。③先推配穴，后推主穴（如捏脊等）。不管采用哪种方法，无论主穴、配穴，应先运用轻柔手法（如揉、摩、运、推等），而如掐、拿、捏等强刺激手法，应最后操作，以免引起患儿哭闹，影响操作进行和治疗效果。另外，上肢部穴位，不分男女，可根据习惯或操作方便选推左手或右手，一般选一侧即可。还可根据病情轻重缓急和患儿体位，决定推拿的操作顺序，如胃热呕吐，可先推颈项部天柱骨，再推上肢板门、清大肠等。总之，治疗时应根据具体情况灵活掌握操作顺序。

三、小儿推拿的适应证与禁忌证

1. 小儿推拿的适应证

（1）适用对象一般是 6 岁以下的小儿，尤其适用于 3 岁以下的婴幼儿。

（2）小儿推拿适应证较广，常用于感冒、咳嗽、发热、腹痛、腹泻、呕吐、咽炎、肥胖、消化不良、少食厌食、疳积、哮喘、支气管炎、夜啼、惊风、肌性斜颈、脑瘫、佝偻病、近视、盗汗、脱肛、湿疹、跌打损伤等的治疗，以及小儿保健与预防。

2. 小儿推拿的禁忌证　虽然小儿推拿操作安全，运用广泛，但也有如下不宜推拿的禁忌证应予以注意。

（1）各种皮肤病患处以及皮肤有破损（发生烧伤、烫伤、擦伤、裂伤等）、皮肤炎症、疗疮、疖肿、脓肿、不明肿块，以及有伤口瘢痕等。

（2）有明显的感染性疾病，如骨结核、骨髓炎、蜂-窝组织炎、丹毒等。

（3）有急性传染病，如猩红热、水痘、病毒性肝炎、肺结核、梅毒等。

（4）有出血倾向的疾病，如血小板减少性紫癜、白血病、血友病、再生障碍性贫血、过敏性紫癜等，以及正在出血和内出血的部位应该禁用推拿手法，手法刺激后可导致再出血或加重出血。

（5）骨与关节结核和化脓性关节炎局部应避免推拿，可能存在肿瘤、外伤骨折、脱位等不明疾病者。

（6）严重的心、肺、肝、肾等脏器疾病。

（7）有严重症状而诊断不明确者慎用。

总之，对小儿进行推拿治疗时，要注意手法的力度、方向等，如果应用不当也会出现一些意外和危险，所以要求推拿操作者熟悉小儿的相关解剖和病理知识，熟练掌握小儿推拿手法，才能保证小儿推拿的安全性和有效性。

四、小儿推拿的注意事项

1. 推拿室的要求　应选择避风、避强光、安静的房间，室内要保持清洁卫生，温度适宜，保持空气流通，尽量减少闲杂人员走动，推拿后注意保暖避风寒，忌食生冷。

2. 对医生的要求　医生态度和蔼，耐心仔细，认真操作，随时观察小儿的反应，保持双手清洁，操作前洗手，不能佩戴戒指、手镯等影响推拿的饰物。经常修剪指甲，刚剪过的指甲，要用指甲锉锉平，保持指甲圆滑，以免损伤小儿肌肤。天气寒冷时，保持双手温暖，避免小儿因此着凉而加重病情。

3. 推拿的时间　应根据患儿年龄大小、病情轻重、体质强弱及手法的特性而定，一般不超过20分钟，亦可根据病情灵活掌握，通常每日治疗1次，高热等急性病可每日治疗2次。

4. 推拿部位　上肢部穴位习惯上3岁前只推左手，无男女之分；3岁后男左女右，其他部位的双侧穴位，两侧均可治疗。

5. 推拿介质　治疗时应配合推拿介质，如滑石粉等，目的是润滑皮肤，防止擦破皮肤，又可提高治疗效果。

6. 惊厥的处理　对于惊厥的患儿，经治疗施术后，如症状仍不减轻，应注意保持其侧卧位，保持呼吸道通畅，防止窒息，并及时请有关科室会诊，以免贻误病情。

7. **推拿时间和体位** 小儿过饥过饱，均不利于推拿疗效的发挥，宜在饭后 1 小时进行，在小儿哭闹时，应先安抚小儿再进行推拿治疗。推拿时应注意小儿体位，以使小儿舒适为宜，既能消除小儿的恐惧感，又要便于临床操作。

8. **无菌操作** 每次推拿治疗完一个患儿后，医生要认真用温水清洗双手，保持清洁，避免交叉感染发生。

五、小儿推拿的常用介质

推拿时，为减轻摩擦，避免皮肤损伤，提高治疗效果，常使用一些介质。常用的介质有以下几种。

1. **滑石粉** 医用滑石粉。可润滑皮肤，减少皮肤摩擦，保护小儿皮肤。一年四季均可使用，是小儿推拿临床最常用的一种介质；玉米爽身粉即市售爽身粉，有润滑皮肤和吸水性强的特点，质量较好的玉米爽身粉可替代滑石粉。

2. **生姜汁** 取鲜生姜 1 两去皮适量切碎、捣烂，取汁应用。可用于风寒感冒，或胃寒呕吐及腹痛、腹泻等。

3. **葱白汁** 取葱白 2 两适量切碎、捣烂，取汁应用。可用于风寒感冒。

4. **薄荷水** 取鲜薄荷叶 250g 或干薄荷叶 50g（鲜者最好），加水 1150mL，大火煮开，鲜薄荷叶煮 3 分钟出锅；全部倒入容器加盖存放 8 个小时后，去渣取液应用。干薄荷叶加水 1150mL，浸泡 1 小时，大火煮开后 5 分钟出锅；全部倒入容器加盖存放 8 个小时后，去渣取液分瓶冰箱冷藏，随取随用。可用于风热感冒或风热上犯所致的头痛、目赤、咽痛等，或痘疹初期隐隐不透，或麻疹将出之际。

5. **外用自制药酒** 自制药酒（高度白酒 1000mL，当归、红花、川芎、鸡血藤、伸筋草、透骨草、羌活、独活各 30g，浸泡 1 周后使用），可用于小儿麻痹后遗症及其他跌打损伤造成的韧带拉伤、局部瘀血等病证推拿治疗的介质。

6. **鸡蛋清** 把生鸡蛋打一小洞，然后倒置，取渗出的蛋清使用。用于消化不良、热性病，或久病后期烦躁失眠，以及手足心热等病证。

7. **冬青膏** 由医用凡士林 250g、水杨酸甲酯 7g、薄荷脑 3g，以及少量麝香 0.5g 配制而成。先将医用凡士林放入干净的不锈钢锅加热，等凡士林完全溶解，开锅后关火，马上依次加入水杨酸甲酯、薄荷脑，以及麝香粉，搅拌均匀，出锅倒入提前准备好的干净的玻璃小瓶，分装冰箱冷藏，随用随取。具有温经散寒作用，常用于小儿虚寒性腹泻的推拿治疗。

8. **食用芝麻油** 适用于小儿身体各部位的推拿，具有润滑除燥、营养皮肤的作用，也可在使用刮法时，用（刮痧板、铜钱等）器具的光滑边缘蘸芝麻油，刮至皮下瘀血，常用于治疗痧气。

9. **食用纯正茶油** 适用于小儿身体各部位的推拿，具有润滑除燥、消除炎症、营养皮肤、消除湿疹的作用，也可在使用刮法时，用（刮痧板、古铜钱等）器具的光滑边缘蘸茶油，刮至皮下瘀血，亦常用于治疗痧气。

六、小儿推拿前的准备

1. 首先，施术者（妈妈）推拿前必须先热水洗手洗脸，平心静气，消气、消怨、消恶念，消除所有不良念头。

2. 用爱心、善念、意念、欢喜心来为孩子推拿。

3. 边做边默念："宝贝我爱你，请马上康复！"连续不断，直到按摩结束，这样为孩子推拿按摩，康复得比较快。

七、小儿推拿的治疗原则

1. 妈妈必须是在健康的情况下才能为孩子推拿。

2. 妈妈必须练功，强身健体（久珍金刀健身功，见附录）。

3. 用爱心、善念、欢喜心加手法来为孩子推拿。

4. 根据患儿情况辨证施治，注重推拿与病证、时辰的关系，运用子午流注配合常规施治。

5. 推拿时配合五行音乐，效果事半功倍。

八、在家自助治疗的优点

1. 医院人多杂乱，孩子到一个陌生的环境易生恐惧感，环境不利于疗效；医院是一个气场非常差的环境，各种病人多，气场乱，死人天天有，3岁前的孩子通灵，能看到成年人看不到的东西，亦容易受到惊吓，产生心理创伤。

2．医生因为病人多、时间、环境等问题干扰，无法做到像妈妈那样，调心、调神、调气场，全心全意为患儿治疗，也就影响了效果。

3．孩子的问题出在哪里，妈妈最有发言权，只要细心一点，都能发现。妈妈是孩子最好的老师，最好的保健医生。

4．家是孩子最熟悉的地方，最熟悉的气场，更有安全感的地方，加上爸妈的精心调理，康复会更快。

5．根据《黄帝内经》子午流注和灵龟八法，妈妈在家可以选择最佳时间段为孩子调理，以达到事半功倍的最佳效果。

第 **2** 章

///////////////////////////////////////

小儿疾病辨证论治特点

///////////////////////////////////////

引起小儿发病 的病因与成人大致相同，由于小儿具有自身的生理特点，因而小儿在不同病因下发病的情况和易感程度与成人有明显的差别。

第一节　病因特点

　　引起小儿发病的病因与成人大致相同，由于小儿具有自身的生理特点，因而小儿在不同病因下发病的情况和易感程度与成人有明显的差别。小儿病因以先天因素、外感和内伤居多。先天因素是儿科特有的病因，情志、意外和其他因素也值得注意。在小儿自身的群体中，不同年龄对不同病因的易感程度也不同，如年龄越小对六淫邪气的易感程度越高，年龄越小，因乳食而伤的情况越多等。

一、外感因素

　　小儿外感因素包括外感六淫和疫疠之邪两个方面。

　　小儿为稚阴稚阳之体，脏腑娇嫩，冷暖不知自调，易被六淫邪气所伤。小儿肺常不足，卫外功能较成人为弱，易被风邪（风热、风寒）所伤，产生各种肺系疾病。小儿易被燥邪、暑邪所伤，形成肺胃阴津不足、气阴两伤的病证。小儿为纯阳体质，六气易从火化，小儿感受外邪后发病以热性病证为多。

　　疫疠是一类具有强烈传染性的病邪，其引发的疾病有起病急骤、病情较重、症状相似、易于流行等特点。小儿为稚阴稚阳之体，形气未充，御邪能力较弱，是疫疠（古说是瘟疫）邪气所伤的易感群体，容易形成疾病的发生与流行。

二、内伤因素

　　小儿内伤因素多为乳食所伤。

　　喂养应遵循有序、有时、有节。如喂养不当、初生缺乳、未能按期添加辅食，任意纵儿所好、饮食营养不均衡，以及饮食不洁均会导致脾胃病证。如过食寒凉易伤脾阳；过食辛热易伤胃阴；过食肥甘厚腻易伤脾（脾运受损）；乳食偏少可致（脾虚）气血生化不足；乳食过多又可导致脾胃受损。另外，小儿缺乏卫生知识，易于误食一些被污染的食物，引发胃肠疾病，如吐泻、腹痛、寄生虫病等。

三、先天因素

先天因素即胎产因素，是指小儿出生之前已作用于胎儿的致病因素。如在母体孕育期间，因先天禀受不足，致出生后智能低下、肢体软弱等发育障碍症状的，称为"胎弱"。遗传病因是小儿先天因素中的主要病因，父母的基因缺陷可导致小儿先天畸形、生理缺陷或代谢异常等。另外，妊娠妇女饮食失节、情志不调、劳逸失度、感受外邪、房事不节等，都可能损伤胎儿而为病。

四、妈妈身体状况的因素

妈妈在生气后，尤其是生大气以后，通常三天内不能给孩子喂奶，要全部挤出来倒掉。因为人在生气时，大脑会产生一种内啡肽、吗啡样的物质，这是一种蛋白多肽，这种蛋白多肽是有毒的，那么毒性有多大？一滴就可以毒死一头牛，三滴就可以毒死一头象。当妈妈生气时这些毒素就会瞬间到达乳汁里，这时候的奶就变成了毒奶，孩子吃了就会出现呕吐、腹泻等症。

第二节　四诊特点

四诊即望、问、闻、切，是中医诊断疾病的主要方法。在临床上，应该四诊合参，相互配合。但小儿有其自身的特点，且乳婴儿不会言语表达，加上就诊时常啼哭叫扰，历代儿科医家都很重视望诊，并积累了较丰富的经验。

一、望诊

医生运用视觉，对人体全身和局部的一切可见征象以及排出物等进行有目的地观察，以了解健康或疾病状态称为望诊。望诊居四诊之首位。望诊的内容主要包括：观察人的神、色、形、态、舌象、络脉、皮肤、五官九窍等情况，以及排泄物、分泌物，以及分泌物的形、色、质、量等。现将望诊分为望神色、望形态、审苗窍、辨斑疹、察二便、看指纹，逐一叙述。

1. **望神色** 指观察小儿的精神状态和面部气色。正常小儿二目精彩有神，表情生动活泼，面色红润有光泽，呼吸均匀调和。反之则为有病。在望神色时，尤以面部望诊更为重要。面诊主要指五色分别是红、青、黄、白、黑。面呈白色，多为寒证、虚证；面呈红色，多属热证；面呈黄色，多属体虚或有湿；面呈青色，主寒、主痛、主癣、主惊；面呈黑色，多为主寒、主痛，或内有水湿停饮。

2. **望形态** 是指通过观察病儿的形体和动态，来推测疾病的变化。小儿形体的望诊，包括头颈、躯干、四肢、肌肤、毛发、指（趾）甲。检查时应按顺序观察，凡筋骨强健有力、肌肉丰满润泽、毛发密黑光泽、姿态灵动活泼者，是发育良好，属健康的表现。反之多属有病，如头方发少、囟门闭迟，可见于五迟证；囟门凹陷、皮肤干燥，可见于婴幼儿泄泻、呕吐大伤津液。动态望诊，可发现不同疾病常有不同姿态，如小儿喜伏卧者，为食积或有虫；喜蜷卧而苦恼者，多为腹痛等。

3. **审苗窍** 苗窍即五官，为五脏的外候。详察目、舌、口唇、鼻、耳五官的变化，可了解其相关内脏的病变。如心火炽盛，可见舌赤糜烂；肺气壅盛，可见鼻翼翕动；肝火亢盛，可见目赤；脾虚寒则口唇淡白；肾气虚则耳鸣等。

（1）舌象：舌为心之苗，许多心的病证在舌部往往有所反应，且舌通过经络与许多脏腑相关联，所以脏腑的病变，能从舌象上反映出来。望舌，临床主要观察舌体、舌质和舌苔这3个方面的变化。正常小儿舌体柔软，舌质淡红润泽，舌苔薄白。反之则见于各种疾病，如舌体嫩胖，舌边齿痕显著，多为脾肾阳虚；舌质淡白为气血虚亏；舌苔黄腻为湿热内蕴或乳食内停；热性病而见剥苔，多为阴伤津亏所致。另外，还应注意小儿伸舌的姿势。

（2）察目：正常小儿两目精彩有神，反之多为病态的表现。如睡时眼睛不能闭合，多属脾虚；若二目转动呆滞，或二目上窜，均为惊病之征。

（3）察鼻：流清涕伴鼻塞，为风寒感冒；流黄浊涕，为风热感冒，或感冒经久不愈；鼻翼翕动，为肺气闭塞所致。

（4）察口：主要观察唇、齿、咽及口腔黏膜。如唇色淡白是气血虚亏；

牙齿过期迟迟不出，多为肾气不足；咽痛微红且伴灰白色假膜而不易拭去者，多为白喉；二颊黏膜有白疱小点，周围红晕，为麻疹黏膜斑。

（5）察耳：小儿耳丰垂厚色润，是先天肾气充沛的表现。反之则属病态或肾气不足。

（6）察二阴：指前阴和后阴。前阴指生殖器和尿道口，后阴指肛门。常见的疾病表现有：男孩尿道口发红瘙痒，小便淋漓热痛，属湿热下注。女孩前阴红而湿者，亦为湿热下注的表现。

4. 辨斑疹　斑疹是温病过程中出现的皮疹，因斑与疹常伴随出现，统称斑疹。斑点大成片，有触目之形，无碍手之质，压之不褪色。疹点小成琐碎小粒，形如粟米，高出皮肤，抚之碍手。小儿发疹的疾病较多，如疹色暗红，先稀后密，先头胸后四肢，多见于麻疹；疹小淡红稀疏，发和收都快者，可见于风疹。

5. 察二便　大小便的变化，对诊断小儿疾病有一定意义。正常新生儿大便呈糊状，每天1～3次，色黄而干湿适中，反之则为疾病表现。如大便燥结，多为内有实热或阴虚内热；大便稀薄，夹有不消化食物，为内伤乳食；大便呈果酱色并伴阵发性哭吵，常为肠套叠。小便清长量多者，多为寒证或肾阳亏损。

6. 看指纹　察看指纹，是中医对小儿疾病诊断的一种独特方法，主要用于3岁以内的小儿。指纹，是指小儿食指掌面靠拇指一侧的一条青筋，按指节由近及远可分为风、气、命三关。正常小儿的指纹多数应该是淡紫隐隐而不显于风关之上，若发生疾病，那么指纹的浮沉、色泽、部位等，都能随之而发生变化。指纹的浮沉：浮主表，沉主里；指纹的色泽：红主寒，紫主热，青主燥，紫黑为热邪深伏，郁闭血络，病情危重。指纹的部位：指纹现于风关，病轻；现于气关，病重；现于命关，病情危重；如果透关射甲病情多危重。看指纹为一种辅助诊断方法，但临床如果出现指纹与症状不符合时可以遵循"舍纹从证"，以确保疾病诊断的正确性。

二、闻诊

闻诊是医生运用听觉和嗅觉来诊断疾病的方法。听主要是听小儿的啼哭、咳嗽、语言等声音，而嗅主要嗅口气、大小便气味等。

1. 啼哭声　啼哭是小儿的一种"语言"。小儿会用不同的哭声表达饥饿、口渴、睡觉或尿布潮湿，当需要被满足时哭声也就停止了。如饥饿的哭声多绵长无力；哭叫拒食且伴流涎烦躁，多为口疮。总之，小儿哭声以洪亮为实证，哭声微细而弱为虚证。

2. 咳嗽声　咳嗽轻扬，为外感风寒；咳声重浊，为外感风热；干咳无痰，多属肺燥；咳声重浊连续不已并有回声者，为顿咳。

3. 语言声　正常小儿语言以清晰响亮为佳。

4. 嗅气味　主要是通过嗅口气、嗅大便、嗅小便的气味来辨别疾病的方法。如口气臭秽，嗳气酸腐，多为伤食；大便酸臭而稀，多为伤食；小便短赤，气味臊臭为湿热下注；小便清长，常为脾肾阳虚。

三、问诊

问诊是采集小儿病情资料的一个重要方法。由于小儿年龄和表达的局限性，主要向家长或保育员询问，年长儿可自己陈述。

1. 问年龄　不同年龄的小儿往往有不同的疾病。如诊断脐风、胎黄等多见于1周内的新生儿。遗尿则发生在3岁以上的小儿。如麻疹大多发生在出生后6个月的婴幼儿。

2. 问病情

（1）问寒热：寒热即指发热和怕冷而言。不同的表现可以反映不同的疾病。如恶寒发热无汗的，多外感风寒；寒热往来，为邪在半表半里的少阳证；傍晚或午后低热并伴盗汗，称为"潮热"。

（2）问汗：小儿的生理特点是小儿较成人容易汗出，一般不属于病态。但是白天稍动即出且汗多者，为自汗，为气虚不固摄；若夜间睡后汗出，为盗汗，是阴虚或气阴两虚；汗出如油淋漓不止，是亡阳虚脱。

（3）问头身：不同头痛反映了不同的病情。如恶寒发热头痛者为外感风寒；头痛呕吐，高热抽搐，为邪热入营。

（4）问二便：主要询问大便的次数、质地和形色，及小便的量和气味等。新生儿大便次数较多，每天3～5次是正常的。质地、次数、形色及量和气味改变就会反映出不同的疾病。如大便次数多且稀薄的，为脾不健运；大便次数多且赤白呈黏冻状，为湿热积滞；小便清长，为肾阳虚亏，下元不固。

（5）问饮食：包括纳食和饮水两个方面。正常小儿能按时按量乳食。若不思乳食，或进食不多，为脾胃薄弱；腹胀满不思饮食伴口臭，为伤食积滞；能食而便多不化，形体消瘦，见于积滞证。在饮水方面，若渴喜饮冷，则为热证；渴喜饮热，或口不渴，则为寒证。

（6）问胸腹：患儿胸腹部的感觉，在诊断时有一定意义。如胸胀满而频咳，为风邪束肺；心悸胸闷，头晕乏力，五心烦热，常为心之气阴不足；腹痛隐隐，能触及条索状东西且以脐周为主，见于蛔虫证。

（7）问睡眠：小儿的正常睡眠是年龄越小，睡眠时间越长。但是临床上有食积、虫积、受惊时容易影响睡眠。痰蒙清窍时容易导致嗜睡和昏睡。

3. 问个人史　包括生产、喂养、发育、预防接种史等。要问清是否足月、顺产、孕期母亲的营养和健康情况，以及喂养方式和辅食添加情况。

四、切诊

切诊包括脉诊和按诊两个方面，也是诊断儿科疾病的辅助手段之一。

1. 脉诊　小儿脉诊较成人简单，主要有浮、沉、迟、数、有力、无力这6种基本脉象，以辨别疾病的表里、寒热、虚实。浮脉轻按即能触，多见于表证；沉脉重按才能触及，多见于里证；迟脉脉搏迟缓，来去极慢，一息五六次以下，多见于寒证；数脉是脉搏频速，来去急促，一息六七次以上，多见于热证。有力者为实证，无力者为虚证。

2. 按诊　包括按压和触摸头颈、四肢、皮肤、胸腹等。

（1）头囟：正常小儿前囟闭合时间是出生后12～18个月，后囟闭合时间是出生后3～4个月。囟门迟闭者，为肾气不足；囟门凹陷，常见于呕吐、泄泻大量丢失水液；囟门高凸，常见于脑积水等；囟门不能按时闭合，头缝开解，则为解颅。

（2）四肢：四肢厥冷，多属阳虚。四肢挛急抽动，为惊风之征。

（3）皮肤：从皮肤的状况了解寒、热、汗的情况。如肌肤冷汗多者，多为阳气不足；肌肤热无汗者，多为实热、高热所致；手足心灼热为阴虚内热。

（4）胸腹：胸胁处触及串珠，多见于佝偻病。若左胁肋下按之有痞块，属脾大；右胁肋下按之有痞块，属肝大。正常小儿腹部柔软温和。腹痛喜温喜按，按之痛减为虚痛、寒痛；腹痛拒按，按之胀痛加剧为里实腹痛；脐周疼痛，有条索状包块，多属蛔虫证；形瘦，腹胀青筋显露，多为疳积。

第三节　辨证特点

儿科常用的辨证方法，自宋代钱乙提出"肝主风、心主惊、脾主困、肺主喘、肾主虚"的五脏辨证纲领之后，历代医家不断创新和发展。目前，儿科辨证方法有：八纲辨证、脏腑辨证、卫气营血辨证、六淫疫疬辨证、气血痰食辨证等，其中以前 3 种最为常用。

一、八纲辨证

表里、寒热、虚实、阴阳八纲辨证是辨证的总纲。表里是辨别疾病病位的纲领；寒热是辨别疾病性质的纲领；虚实是辨别人体正气强弱和病邪盛衰的纲领；阴阳是辨别疾病性质的总纲领。八纲辨证用于各类儿科病证之中，诸如各种外感热病和内伤杂病。治疗方法的选择，如解表治里、祛寒清热、补虚泻实、调和阴阳等，都需要在八纲辨证的基础上确定。

二、脏腑辨证

脏腑辨证，是运用脏象学说的理论，对患者的病证表现加以归纳，以辨明病变所在脏腑及其性质的辨证方法。脏腑辨证以五脏、六腑、奇恒之腑的生理功能、病理特点为临床分析辨证的依据。脏腑辨证主要用于内伤杂病辨证，也常用于外感病中作为辅助辨证方法。

钱乙在辨证方面首创儿科五脏辨证体系，提出心主惊、肝主风、脾主困、肺主喘、肾主虚的辨证纲领，成为中医儿科辨证学中最重要的方法。

三、卫气营血辨证

卫气营血辨证，是清代温病学家叶天士在《黄帝内经》《伤寒论》有关论述的基础上，创造性地提出的温病辨证方法，属于病机辨证的范畴。

小儿疾病的治疗法则与成人基本一致，小儿生理病理特点，决定了在具体治疗过程中具有许多特点。

一、治疗要及时、正确和审慎

由于小儿为稚阴稚阳之体，发病容易、传变迅速、易虚易实、易寒易热而且脏腑娇嫩、形气未充，因此，及时、准确的治疗是非常重要的，同时用药必须审慎，以免损伤其稚嫩之正气。

二、处方要轻巧灵活、中病即止

小儿脏气清灵、随拨随应，在治疗时，处方也应轻巧灵活。要根据病儿的体质特点、病情轻重及脏腑功能，灵活运用，不宜呆滞，不可重浊，不得妄加攻伐。对于大苦、大寒、大辛、大热、峻下、毒烈之品，均当慎用。即便有是证而用是药，也应中病即止，或衰其大半而止，不可过剂，以免耗伤小儿正气。另外，要注意抓住疾病的主要矛盾，运用"急则治其标，缓则治其本"及"标本兼治"的原则。

三、注意顾护脾胃

小儿的生长发育，全靠后天脾胃化生精微之气以充养，疾病的恢复依赖脾胃的健运和生化，先天不足的小儿也要靠后天来调补。儿科医师和妈妈应十分重视小儿脾胃的特点，处处顾及脾胃之气，切勿使之损伤。患病后注重调理脾胃是儿科的重要治法。

四、重视先证而治

由于小儿发病容易、传变迅速、虚实寒热的变化较成人为快，故应见微知著，先证而治，挫病势于萌芽之时，挽病机于欲成未成之际。尤其是外感热病，病情发展迅速易变化，医师更应先发制病，药先于证，先证而治，顿挫病势，防止传变，达到治病防变的目的。在用补益的同时，应注意兼以消导，免生中满；在用攻下剂时，注意扶正，免耗正气；在用温热药时，注意病情热化应稍佐以寒凉；在用寒凉药时，应防止中寒内生适当佐以温热，此皆属先证而治之例。

五、不可乱投补益

补益之剂对体质虚弱的小儿有增强体质，助长发育的作用。但是由于药物每多偏性，有偏性即有偏胜，故虽补剂也不可乱用。健康小儿不必靠药物来补益，长期补益可能导致性早熟；或者小儿偶受外邪，或痰湿食滞，未能觉察，若继续服用补益之剂，则是闭门留寇，邪留不去，为害不浅，故补益之剂切不可滥用。

六、掌握用药剂量

小儿用药剂量常随年龄大小、个体差异、病情轻重、方剂的组合、药味多少、医师的经验而异。由于小儿服药时常有浪费，所以中药的用量相对较大，尤其是益气健脾、养阴补血、消食和中一类药性平和之剂更是如此。但对一些辛热有毒、苦寒攻伐和药性猛烈的药物，如麻黄、附子、细辛、乌头、大黄、芒硝等，应用时则需要注意。为方便计算，用药量可参照如下比例：新生儿用成人量的1/6，乳婴儿用成人量的1/3，幼儿用成人量的1/2，学龄儿童用成人量的2/3或接近成人用量。但若病情急重则不受此限制。

第**3**章

小儿推拿
常用手法及
四大保健穴

小儿推拿手法 是指在推拿过程中按照一定要求在穴位上进行不同操作的方法。它是小儿推拿两大基本要素之一，也是基本功之一，手法的熟练、精确与否直接影响推拿效果。

小儿推拿手法是指在推拿过程中按照一定要求在穴位上进行不同操作的方法。它是小儿推拿两大基本要素之一，也是基本功之一，手法的熟练、精确与否直接影响推拿效果。

第一节　小儿推拿常用手法

一、推法

用拇指，或食、中二指指面沿同一方向运动称为"推法"。推法主要包括"直推""旋推""分推"三种。"直推"是在表皮进行操作，不要推挤皮下组织。"直推法"常用于"线状"穴位。"旋推"也是只作用于表皮，不得带动皮下组织。"旋推法"主要用于手部"面状"穴位。"分推"可横如直线，也可弯曲如弧线。

二、拿法

"拿法"是用拇指和食、中两指相对用力（或用拇指和其余4指相对用力），提拿一定部位和穴位，做一紧、一松的拿捏。拿法动作要缓和而有连贯性，不要断断续续；用力要由轻到重，不可突然用力。"拿法"刺激较强，常配合其他手法应用于颈项、肩部、四肢上的穴位和肌肉较丰满的部位。

三、按法

"按法"是用手指或手掌按压小儿的一定部位或穴位，逐渐用力向下按压。主要包括三种形式，分别为："拇指按法""中指按法"和"掌按法"。"按法"是一种刺激较强的手法，常与"揉法"结合应用，组成"按揉"复合手法。"按揉"就是先按后揉，或者边按边揉。

四、摩法

"摩法"是用食指、中指、无名指和小指指腹或手掌掌面放在一定部位上，以腕关节带动前臂，沿顺时针或逆时针方向做环形抚摩。频率是每分钟摩动120次。

五、捏法（捏脊）

"捏法"是用拇指、食指、中指三指轻轻捏拿肌肤，作用于背部正中，又叫"捏脊"。从"长强穴"到"大椎穴"成一直线；操作时应由下向上捏拿。捏脊有两种方法，一种是拇指在前，食指在后；另一种是拇指在后，食、中两指在前。在捏脊时每捏3～5遍后，在第4或第6遍时，每捏3次，将肌肤捏住向上提拉一次，称"捏三提一"，也可以"捏五提一"。

六、揉法

"揉法"是用手指的螺纹面、大鱼际或手掌，作用于一定的部位或穴位上，做环形揉动。一般以每分钟揉120～160次为宜。"揉法"分为"指揉法""掌揉法"和"鱼际揉法"。用手指的螺纹面作用于穴位做环形揉动叫"指揉法"；用手掌的大鱼际作用于治疗部位做环形揉动叫"鱼际揉法"；用手掌（掌跟）作用于治疗部位做环形揉动叫"掌揉法"。

七、掐法

"掐法"是用指甲着力重按穴位。运用掐法时要用指甲垂直用力按压重刺，不得抠动而掐破皮肤。"掐法"是强刺激手法之一，常用于点刺穴位，是"以指代针"之法。掐后常用拇指揉法，以减缓局部不适。

八、擦法

"擦法"是用手掌、鱼际或食、中指二指螺纹面着力于一定的部位，做往返的直线擦动。包括"指擦法""鱼际擦法"和"掌擦法"。擦时不论是上下方向或左右方向，都应直线往返，不可咽斜；往返距离要长。着力部位要紧贴皮肤，但不要硬用压力，以免擦破皮肤。用力要稳，动作要均匀连续、呼吸自然，不可屏气。

九、搓法

"搓法"是用双手的掌面夹住或贴于一定部位，相对用力做快速搓转或搓摩，并同时做上下往返的移动。可以用双掌小鱼际（手掌内侧，即近小指的一侧肌肉隆起的部分）夹住某部位做搓揉；也可以用单掌贴于某部位做单向搓摩。"搓法"用于上肢时，要使上肢随手法略微转动；"搓法"用于腰背、胁肋时，主要是搓摩动作。"搓法"常用于腰背、胁肋及四肢。

小儿推拿手法的基本要求是：轻快柔和、平稳着实。轻是指手法操作时所用的力度轻，快是指手法操作时所用的频率快，柔和是指操作手法要均匀柔和，平稳是指在操作时手法所用的力度和频率要始终如一，着实是指手法操作时要紧贴穴位的表面，有轻而不浮，透而不滞之意。

第二节　小儿推拿四大保健穴

让妈妈自己做孩子的保健医生，21世纪不是孩子的竞争而是妈妈的竞争，俗话说："三岁看大，七岁看老！"我认为："少儿强，则中国强！"而当下我们孩子的现状是：现在孩子一生病就马上去医院接受"三素疗法"，这是一种饮鸩止渴的做法！让孩子的身、心、灵都受到严重损害！《黄帝内经》说："上工治未病，不治已病，此之谓也。"而妈妈通过学习小儿推拿四大保健穴，可以达到让孩子少生病或不生病的结果。

实践证明，中医小儿推拿作为一种非药物、无痛苦、易接受且有效的自然疗法，在目前中国过度医疗、滥用抗生素、小儿看病难、看病贵、儿科医生严重不足、小儿专用药太少、独生子女金贵的社会背景下，对孩子身、心、灵的健康成长具有特殊的价值和意义！

一、脾经

【位置】　在拇指桡侧缘，指尖至指根成一线。

【手法】 医师用左手握患儿之左手，同时以拇、食二指捏住患儿拇指，使之微屈，再用右手拇指自患儿拇指尖推向拇指根，称为补脾经（图3-1）；将患儿拇指伸直，自拇指根推向指尖，称为清脾经（图3-2）；来回推之，称为清补脾经。

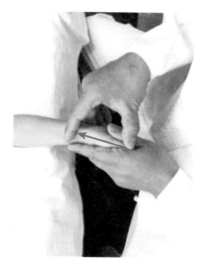
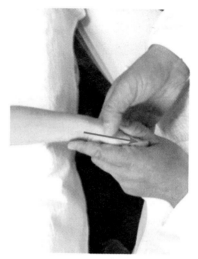

图3-1　补脾经　　　　　　　　　　　　图3-2　清脾经

【次数】 推300～500次。

【作用】 健脾胃，补气血；清湿热，消食积，化痰涎。

【主治】 体质虚弱，食欲不振，肌肉消瘦，消化不良，呕吐，泄泻，伤食，痢疾，便秘，黄疸，痰湿，咳嗽，便血及斑、疹隐而不透等症。

【临床应用】

补脾经： 能健脾胃、补气血，主治脾胃虚弱、气血不足引起的腹泻、食欲不振、消化不良、肌肉消瘦等症多与推三关、捏脊、运八卦等合用。

清脾经： 临床上实际操作中，一般不做清脾经，需要清脾经时，用清胃经代替。能清热化湿、利痰止呕，主治湿热熏蒸、皮肤发黄、恶心呕吐、腹泻、痢疾等症。多与清天河水、清肺经、揉小天心、推小肠等清热利尿法合用。

清补脾经： 临床上实际操作中，一般不做清脾经，直接用清胃经代替，能和胃消食、增进食欲，用于饮食停滞，脾胃不和引起的胃脘痞滞、吞酸纳呆、腹泻、呕吐等症，常与运八卦、揉板门、分腹阴阳等合用。

若湿热留恋久而不退或外感发热兼湿者，可单用本法治疗，清补脾经20～30分钟，至微汗出，效果较好。

注意： 小儿脾胃薄弱，不宜攻伐太过，一般情况下，脾经多用补法，体壮邪实者方可用清法。

另外，小儿体虚，疹出不透时，推补本穴，可使隐疹透出，但手法宜快而重，具有补中有泻之意。

二、肾经

1. 肾经

【位置】 在小指掌面稍偏尺侧，自小指尖直至掌根成一直线。

【手法】 医师用推法，自掌根推至小指尖称补肾经（图3-3）；反之称清肾经（图3-4）。

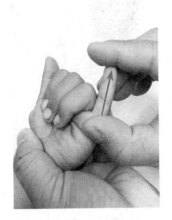

图3-3 补肾经

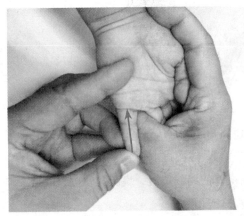

图3-4 清肾经

【次数】 推300～500次。

【作用】 滋肾壮阳，温养下元，强壮筋骨，清热利尿。

【主治】 先天不足，久病体虚，五更泄泻，遗尿，咳嗽，喘息，癫痫，目赤，膀胱湿热，小便淋浊刺痛。

【临床应用】 在临床上实际应用中，肾经宜补不宜清，需要用清法时，一般用清小肠代替。补肾经能滋肾壮阳、强壮筋骨，主治先天不足、久病体虚、五更泄泻、久泻、遗尿、喘息等，多与补脾经、揉二马、推三关等合用。

清肾经能清利下焦湿热，主治膀胱蕴热、小便赤涩、腹泻、小儿肾炎等，常配伍掐揉小天心、清小肠、推箕门等。推脾经、推心经、推肝经、推肺经、推肾经五法统称推五经，专治五脏病变，据脏腑虚实，或用清法，或用补法，灵活应用。

2. 肾纹

【位置】 手掌面，小指第二指间关节横纹处。

【手法】 医师用中指或拇指指端按揉之，称揉肾纹（图3-5）。

【次数】 揉300～500次。

【作用】 祛风明目，散结热。

【主治】 目赤肿痛，鹅口疮，热毒内陷，高热惊厥，瘀结不散等症。

【临床应用】 主治目赤肿痛及热毒内陷、郁热不散所致高热、呼吸气凉、四肢逆冷、鹅口疮等症。多与清天河水、揉小天心、退六腑、分阴阳等合用。

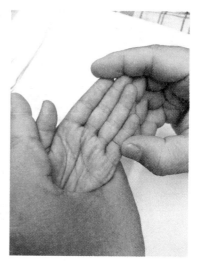

图3-5 揉肾纹

3. 肾顶

【位置】 在小指顶端。

【手法】 医师以拇指或中指端按揉之，称揉肾顶（图3-6）。

【次数】 揉300～500次。

【作用】 收敛元气，固表止汗。

【主治】 自汗，盗汗，解颅等。

【临床应用】 本穴为止汗要穴。对自汗、盗汗、大汗淋漓者有良效，阴虚盗汗配揉二马；气虚自汗配补脾经、补肺经等。

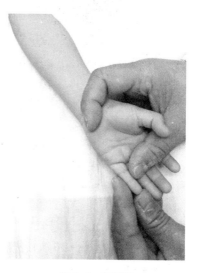

图3-6 揉肾顶

三、捏脊

1. 捏脊

【手法】 医师双手循督脉用捏法自下长强穴而上到大椎穴，循膀胱经用捏法自大杼往下捏至白环俞穴称捏脊（图3-7），每捏三下将背脊提一下，称捏三提一法。捏之前先在背部轻轻按摩几遍，使肌肉放松。

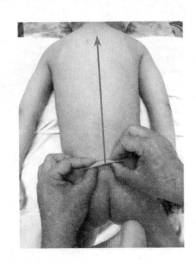
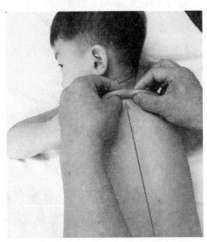
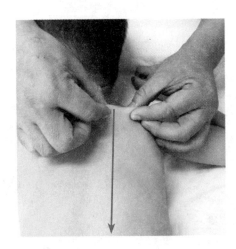
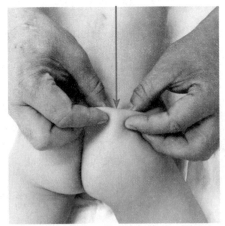

图 3-7　捏脊

【次数】 捏6～36次；提3～6遍。

【作用】 调阴阳，理气血，和脏腑，通经络，培元气，壮身体等。

【主治】 发热，惊风，夜啼，疳积，腹泻，呕吐，便秘等。

【临床应用】 捏脊法主治先、后天不足的一些慢性虚证，如疳积、腹泻、呕吐、便秘、惊风、夜啼等，也是小儿保健主要穴位之一，单用此法名捏脊疗法，不仅用于小儿病证，还可用于成人失眠、肠胃病、月经不调等，均有一定的效果。本法操作时，旁及膀胱经，临床应用时可据不同病情，重提或按揉相应的背部俞穴，以加强疗效。自上而下推脊，能清热，主治小儿发热，多与清天河水、退六腑等合用。

2. 推脊

【位置】 大椎至长强成一直线。

【手法】 医师用拇指指腹自下而上做直推法，称为推脊（图3-8），补督脉阳气。

【次数】 推 100 ～ 300 次；捏 3 ～ 5 遍。

【作用】 调阴阳，理气血，和脏腑，通经络，培元气，壮身体等。

【临床应用】 初次给孩子捏脊，孩子不适应者，及孩子高烧时推脊，用泻法。

四、揉腹

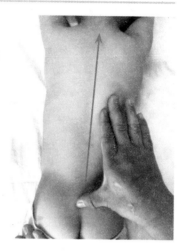

图 3-8　推脊

1. 中脘

【位置】 位于前正中线上，脐上四寸处。

【手法】 用食指、中指端或掌根按揉，称揉中脘（图3-9）；用掌心或四指摩，称摩中脘（图3-10）；自中脘向上直推至喉下或自喉往下推至中脘，称推中脘，又称推胃脘；自中脘推向鸠尾处，称"推三焦"；若沿季胁处作分推法，称分推腹阴阳。

【次数】 推或揉 100 ～ 300 次；摩约 5 分钟。

【作用】 健脾和胃，消食和中。

【主治】 胃脘痛，腹痛，腹胀，食积，呕吐，泄泻，食欲不振，嗳气等。

【临床应用】 临床上常用于治疗消化系统疾病。揉、摩中脘能健脾和胃、消食和中，主治腹泻、呕吐、腹痛、腹胀、食欲不振等，多与按揉足三里、推脾经等合用。推中脘自上而下操作，有降胃气作用，主治胃气上逆、嗳气呕恶，常配合横纹推向板门；自下而上操作，有涌吐作用，但临床少用。

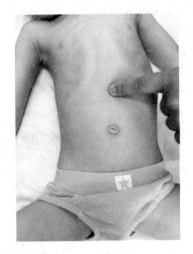
图 3-9　揉中脘

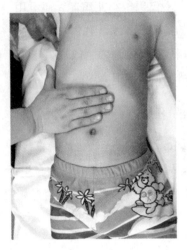
图 3-10　摩中脘

2. 天枢

【位置】　脐旁 2 寸，左右各一，属足阳明胃经。

【手法】　医师用食、中指端按揉之，称揉天枢（图 3-11）。

【次数】　揉 100～200 次。

【作用】　疏调大肠，理气消滞，化痰止嗽。

【主治】　腹胀，腹痛，腹泻，痢疾，便秘，食积不化，咳嗽等。

【临床应用】　天枢为大肠之"募穴"，能疏调大肠，理气消滞，常用于治疗急慢性胃肠炎，痢疾、消化功能紊乱引起的腹泻、呕吐、食积、腹胀、大便秘结等症。临床上，天枢与脐常同时操作，可以中指按脐、食指与无名指各按两侧天枢穴同时揉动。治疗腹痛时，常配合拿肚角。揉天枢与清肺

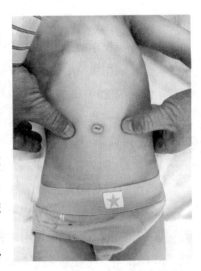
图 3-11　揉天枢

经、掐揉五指节等相配可治痰喘、咳嗽。

3. 脐（神阙）

【位置】 位于肚脐，属任脉。

【手法】 医师用中指端或掌根摩揉，称揉脐或摩脐（图3-12）；用掌或指摩之，称摩脐，逆时针摩或揉为补，顺时针摩或揉为泻，往返揉或摩之为平补平泻。用双手食指和拇指两两相对，同时用力相对提捏并抖动肚脐，称为抖脐（图3-13）；用掌根自剑突经脐推向耻骨联合，称为推脐（图3-14）。

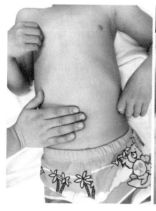
图3-12 摩脐

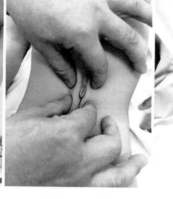
图3-13 抖脐

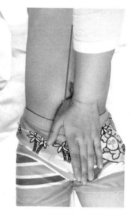
图3-14 推脐

【次数】 揉100～300次；摩约5分钟；抖脐上下前后抖动20次，推脐5～10次。

【作用】 温阳散寒，补益气血，健脾和胃，消食导滞。

【主治】 腹泻，便秘，腹胀，腹痛，呕吐，消化不良，厌食，痢疾，脱肛，疳积等症。

【临床应用】 此穴能补能泻，用补法能温阳散寒、补益气血，治疗寒湿、脾虚、五更泄泻、消化不良、慢性痢疾、气虚脱肛等；泻之能消食导滞，治疗湿热型泄泻、痢疾、便秘等；治疗腹痛多配合揉天枢、拿肚角等；平补平泻能健脾和胃，用于治疗先天不足，后天失调或乳食积滞、厌食、也可用于儿童日常保健等。抖脐和推脐多用于治疗肠梗阻。

4. 丹田

【位置】 小腹部脐下 2.5 寸处。

【手法】 医师用食指、中指和无名指并拢摩之，称摩丹田（图 3-15）；用拇指或中指指端揉之，称揉丹田（图 3-16）；用指端按之，称按丹田。

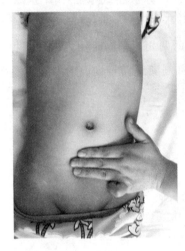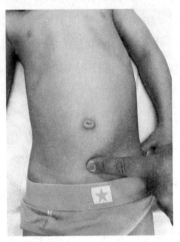

图 3-15　摩丹田　　　　　　　图 3-16　揉丹田

【次数】 摩 2 ～ 3 分钟；揉 100 ～ 300 次；按 0.5 ～ 1 分钟。

【作用】 培肾固本，温补下元，泌别清浊。

【主治】 小腹胀痛，癃闭，小便短赤，遗尿，脱肛，便秘，疝气，腹泻等症。

【临床应用】 本穴临床常用于泌尿、生殖系统疾病的治疗，主要用于小儿先天不足、腹痛、腹泻、遗尿、脱肛、疝气等。虚实皆可，但主要用于虚证，常配合补肾经、推三关、揉外劳宫等；对于癃闭、小便赤则取其分利之功，常配伍清小肠、推箕门等。

5. 关元

【位置】 腹正中线，脐下三寸处。

【手法】 医师用中指面或掌按揉之，称按揉关元；用艾条灸之，称灸关元。

【次数】 揉 100 ～ 300 次；艾灸 3 ～ 5 分钟。

【作用】 温肾壮阳，培补元气。

【主治】 虚寒性腹痛，腹泻，痢疾，遗尿，五迟，五软等。

【临床应用】 本穴为小肠之"募穴"，按揉本穴可治疗虚寒性腹痛、腹泻、痢疾等，多与补肾经、按揉足三里配用；治疗遗尿多与揉百会、揉肾俞等合用，亦可用灸法效果更佳。本穴尚可用于身体保健。

6. 揉腹

【位置】 在腹部的正中从剑突向下到耻骨联合，再以肚脐为中心，至两侧胁肋边缘。

【手法】 医师用手掌以肚脐为中心，按顺时针方向，呈波圈状一圈一圈扩大揉腹，到第九圈时揉至腹部边缘，再重新以肚脐为中心，按顺时针方向，呈波圈状一圈一圈扩大揉腹，到第九圈时揉至腹部边缘，连续九遍，为泻法；反之揉腹，则为补法。

【次数】 揉81～300圈。

【作用】

（1）腹部温热　一般认真做到第九遍时会感到腹部温暖，这是点穴后再揉腹内气汇聚的表现。

（2）胃肠蠕动有声　坚持揉腹，动作熟练后，患儿逐渐会出现胃肠蠕动的感觉，有时甚至别人也能听到你肚子"汩汩"的声音，这是内气汇聚后运行通畅的表现。

（3）头脑清爽愉快　认真作完揉腹保健法，会感到明显的头脑轻松，疲劳感一下子消失，因为揉腹可以使中焦气健运，清气上升，头脑轻松。

（4）排除宿便　揉腹后可能出现大便黑臭、或者拉肚子、肚子疼等表现，这是内气汇聚攻冲宿疾、排出胃肠毒素的表现。

（5）食欲改善　胃口变好，消化吸收功能增强。身体瘦弱者体重会增加；虚胖者身体会变得结实，肚子赘肉消失，腹部有弹性，这是元气汇聚充沛的表现。

（6）面色光润、身体健壮　坚持锻炼揉腹，面色会变得越来越光彩，皮肤细嫩，身体强壮，因为长期揉腹可以使内脏血运丰富，内分泌协调，内脏元气充盛自然面色红润，身体强壮。

【主治】 经常揉腹，有助于治疗肺结核、高血压、神经衰弱、慢性肝炎、肠套叠、肠粘连、遗尿、尿潴留、遗精、阳痿、早泄等虚损性疾病，同时对于痛经、月经不调、妇科炎症亦有一定的辅助治疗作用。

【临床应用】 西医学认为，揉腹可增加腹肌和肠平滑肌的血流量淋巴液循环，增加胃肠内壁肌肉的张力及淋巴系统功能，增强胃肠蠕动，增加消化液的分泌，从而加强对食物的消化、吸收和排泄，明显地改善大小肠的蠕动功能，可起到排泄作用，防止和消除便秘。从而有助于防治消化不良、胃炎、胃下垂、胃神经功能紊乱、慢性结肠炎和便秘等疾病。

第 **4** 章

小儿推拿
常用穴位

引起小儿发病 的病因与成人大致相同，由于小儿具有自身的生理特点，因而小儿在不同病因下发病的情况和易感程度与成人有明显的差别。

一、天门（攒竹）

【位置】　两眉中间至前发际成一直线。

【手法】　医师用两拇指桡侧或指腹自眉心向额上交替直推，称为"开天门"（图4-1），又称"推攒竹"。

【次数】　推 30 ～ 50 次。

【作用】　发汗解表，开窍醒脑，镇静安神。

【主治】　风寒感冒，发热无汗，头痛，惊惕不安，精神萎靡等病证。

【临床应用】　临床常用于外感发热，头痛无汗等症，多与推太阳、推坎宫等合用；若惊惕不安，烦躁不宁，多与清肝经、清天河水等并用。对体弱汗出较多、佝偻病患儿应慎用。

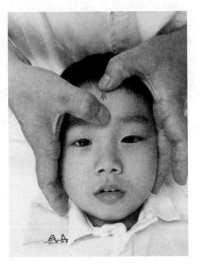

图 4-1　开天门

二、印堂

【位置】　两眉连线的中点处。

【手法】　医师左手扶患儿头部，右手拇指指端自眉心向上推至天庭，称推印堂；或以拇指指甲掐之，称掐印堂（图4-2）。

【次数】　推 30 ～ 50 次；掐 3 ～ 5 次。

【作用】　醒脑提神，镇惊，祛风通窍。

【主治】　感冒，头痛，昏厥抽搐，慢惊风等症。

【临床应用】　治疗感冒头痛用推法，常配伍推攒竹、推坎宫、揉太阳等穴；治疗惊

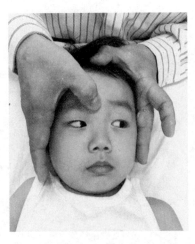

图 4-2　掐印堂

厥用掐法，多与掐人中、掐十宣合用。该穴还可作为望诊用。

三、坎宫（眉宫）

【位置】 自眉头起沿眉向眉梢成一横线。

【手法】 医师先以两拇指指端分别轻按一下鱼腰，再自眉头起向眉梢做分推，称推坎宫（图4-3）或推眉弓。

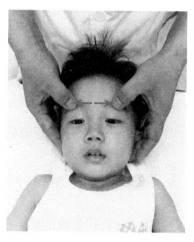

图4-3　推坎宫

【次数】 推30～50次。

【作用】 发汗解表，醒脑明目，止头痛。

【主治】 外感发热，头痛无汗，目赤痛，惊风等症。

【临床应用】 常用于外感发热，头痛等症。多与推攒竹、揉太阳等合用。若用于治疗目赤痛、惊风，常配合清肝经、掐揉小天心、清天河水等。亦可推后用捏挤法、掐按法，以增强疗效，掐按法一般只掐按眉头及眉中间。

四、太阳

【位置】 眉后凹陷处。

【手法】 医师用中指或拇指桡侧揉该穴，称揉太阳或运太阳（图4-4）。向眼前方向揉为补，向耳后方向揉为泻。以两拇指桡侧自前向后直推，称推太阳。

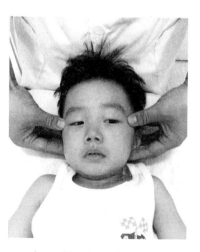

图4-4　运太阳

【次数】 直推、运各约30次，揉30～50次。

【作用】 疏风解表，清热，明目止头痛。

【主治】 感冒发热，有汗或无汗头痛，目赤痛，近视，惊风等病证。

【临床应用】 若外感表实证用泻法；外

感表虚、内伤头痛用补法。推太阳主要用
于外感发热。

五、人中（水沟）

【位置】 人中沟正中线上 1/3 与下 2/3
交界处。

【手法】 用拇指指甲掐该穴，称掐人中
（图4-5）。

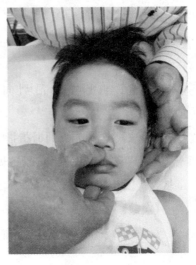

图4-5　掐人中

【次数】 掐 3～5 次或醒后即止。

【作用】 开窍醒神。

【主治】 惊风，抽搐，昏厥，窒息
等症。

【临床应用】 主要用于急救。对于惊风、抽搐、昏厥不省人事、窒息时
掐之多有效。

六、山根

【位置】 两目内眦之中，鼻梁上低
洼处。

【手法】 医师一手扶患儿头部，用另一
手拇指指甲掐之，称为掐山根（图4-6）。

【次数】 掐 3～5 次。

【作用】 开窍，醒目，定神。

【主治】 惊风，抽搐等症。

【临床应用】 掐山根对惊风、抽搐等症
常与掐人中、掐老龙等合用。本穴除治病
外，还可用于望诊以诊断疾病。如山根脉
络青色为惊为痛，蓝色为喘为咳，赤灰一
团为赤白痢疾，青黑之纹为病久或缠绵难愈之疾。

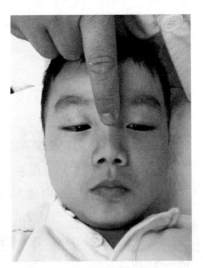

图4-6　掐山根

七、准头（素髎）

【位置】 在鼻尖中央。

【手法】医师以拇指或食指甲掐之，继以揉之，称掐准头（图4-7）。

【次数】掐3～5下。

【作用】开窍醒神，解表散结。

【主治】惊风，抽搐，窒息，外感，鼻塞不通等。

【临床应用】用于惊风、抽搐等症时，多配合掐人中、掐老龙等。用于外感、鼻塞不通常配合开天门、推坎宫、揉迎香、揉太阳等。另外，望准头可用于诊断疾病，如准头色赤者主肺热，风热。

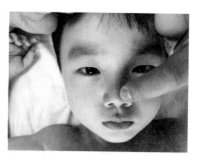

图4-7 掐准头

八、牙关（颊车）

【位置】耳垂下1寸，下颌骨陷中。

【手法】医师以两手中指端按、揉之，称为按牙关（图4-8）、揉牙关。

【次数】揉30～50次，按10～20次。

【作用】疏风，开窍，止痛。

【主治】牙关紧闭，口眼㖞斜，牙痛，颊肿等。

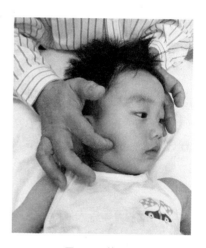

图4-8 按牙关

【临床应用】牙痛、牙关紧闭主要用按牙关；口眼㖞斜、颊肿主要用揉牙关。

九、迎香

【位置】鼻翼旁0.5寸鼻唇沟中。

【手法】医师用食、中二指或两拇指指端按揉此穴，称揉迎香（图4-9）。

【次数】按3～5次，揉20～30次。

【作用】宣肺气，通鼻窍。

【主治】鼻塞不通，鼻流清涕，口眼㖞斜，急、慢性鼻炎等。

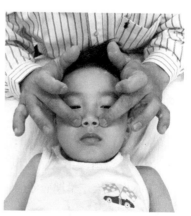

图4-9 揉迎香

十、承浆

【位置】 在面部，当颏唇沟正中凹陷处。

【手法】 医师用食指或拇指指甲掐之，继以揉之，称掐承浆（图4-10）。

【次数】 掐3～5下，揉20～30次。

【作用】 祛风，开窍，安神镇惊。

【主治】 惊风、抽搐、口眼㖞斜、面瘫、齿龈肿痛、三叉神经痛、流涎、暴哑不语、中暑等症。

【临床应用】 治疗昏厥、惊风、抽搐多与掐人中相配；治疗口眼㖞斜、面瘫、齿龈肿痛、三叉神经痛、暴哑不语等常与合谷、地仓、颊车等配伍应用；与推脾经配合可治流涎。

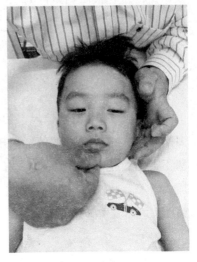

图4-10　掐承浆

十一、耳后高骨

【位置】 耳后入发际，乳突后缘，高骨下凹陷中。

【手法】 医师用两拇指指端或中指指端揉此穴，称揉耳后高骨（图4-11），或用掐拿、运法等。

【次数】 揉30～50次，拿、掐各3～5次。

【作用】 发汗解表，镇静安神。

【主治】 感冒，头痛，惊风，痰涎，烦躁不安等症。

【临床应用】 治感冒头痛，多与推攒竹、推坎宫、揉太阳等合用；亦能安神除烦，治神昏、烦躁不安、惊风等症。目前，此手法亦作为治疗早期面瘫的一种方法。

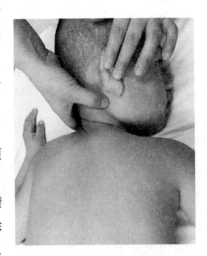

图4-11　揉耳后高骨

十二、百会

【位置】 在头部，当前发际正中直上 5 寸，或两耳尖连线的中点处。

【手法】 医师一手扶患儿头部，另一手拇指指端按揉该穴，称按百会或揉百会（图 4-12）。小儿囟门未闭时，最好采用掌摩法或掌揉法，手法宜轻柔，不使头部晃动。

【次数】 按 30 ～ 50 次，揉 100 ～ 200 次。

【作用】 安神镇惊，升阳举陷，止头痛，开窍明目。

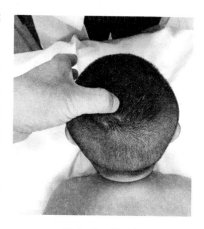

图 4-12 揉百会

【主治】 头痛，目眩，惊风，遗尿，脱肛，夜寐不安等症。

【临床应用】 百会为诸阳之会，按揉该穴能安神镇惊，升阳举陷。治疗惊风、惊痫、烦躁等症，多与清肝经、清心经、掐揉小天心等合用；用于遗尿、脱肛、泄泻等症，多与补脾经、补肾经、推三关等合用。该穴在临床可用灸法。

十三、风池

【位置】 后发际（颈项上部）两侧凹陷处。

【操作】 医师用拇指、食指按揉本穴，称揉风池（图 4-13）；或拿之，称为拿风池。

【次数】 揉 30 ～ 50 次；拿 5 ～ 10 次。

【作用】 发汗解表，祛风散寒。

【主治】 感冒头痛，发热无汗，颈项强痛等症。

【临床应用】 拿风池发汗效果显著，往往能立见汗出。治疗感冒头痛，发热无汗等表实证，若配合推攒竹、掐揉二扇门等，发

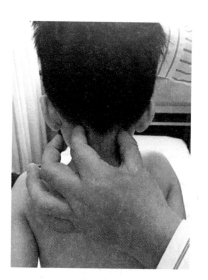

图 4-13 揉风池

汗解表之力更强。按揉该穴尚可治疗项背强痛等症。表虚者不宜用拿风池法。

十四、天柱骨

【位置】 颈后发际正中至大椎成一
直线。

【手法】 医师用一手食、中指并拢，
用指腹由上而下直推，称推天柱骨（图
4-14）；或用酒盅、刮痧板蘸水自上向下刮，
称刮天柱，刮至皮下轻度瘀血即可。

【次数】 推100～500次。

【作用】 降逆止呕，祛风散寒。

【主治】 呕吐恶心，外感发热，颈项僵

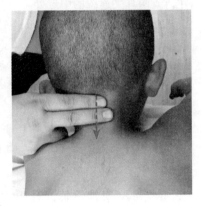

图4-14　推天柱骨

痛，后头痛，惊风，咽痛等症。

【临床应用】 治疗呕恶可单用本法或与横纹推向板门，揉中脘等合用；
治疗外感发热，颈项强痛等症多与拿风池、掐揉二扇门等合用；刮法可治暑
热出痧等症。

十五、囟门

【位置】 前发际正中直上2寸，百会前骨陷中。

【手法】 医师以两手扶患儿头部，两拇
指自前发际向上交替推至囟门，再自囟门
向两旁分推，称推囟门；若囟门未闭合时，
仅推至边缘。拇指指端轻揉本穴，称揉
囟门。

【次数】 各操作30～50次。

【作用】 镇惊安神，通窍。

【主治】 头痛，惊风，鼻塞，烦躁，神
昏，衄血等症。

【临床应用】 操作时手法宜轻，不可
用力按压。囟门也可用于保健，掌摩囟门
（图4-15）能预防感冒。

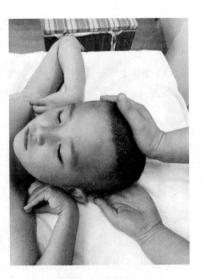

图4-15　掌摩囟门

十六、桥弓

【位置】 在颈部两侧，耳后乳突沿胸锁乳突肌至缺盆成一条直线。

【手法】 医师用食中二指和拇指在两侧胸锁乳突肌处拿揉桥弓（图4-16），或用小鱼际自耳后乳突沿胸锁乳突肌至缺盆成一条直线推揉。

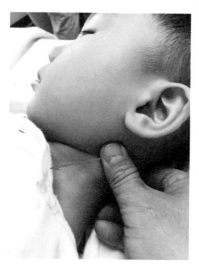

图 4-16　拿揉桥弓

【次数】 揉 30 次，推 30 次，摩 50 次，拿 3 ～ 5 次。

【作用】 活血，化瘀，消肿，降血压。

【主治】 惊风、抽搐、口眼㖞斜、三叉神经痛、流涎、高烧、小儿肌性斜颈等症。

【临床应用】 治疗小儿肌性斜颈常与翳风、完骨、缺盆、天突配合使用；昏厥、惊风抽搐多与掐人中、掐承浆相配；治疗口眼㖞斜、面瘫、齿龈肿痛、三叉神经痛、暴哑不语等常与合谷、地仓、颊车等配伍应用。

十七、率谷

【位置】 在头部两侧，当两耳尖直上，入发际 1.5 寸，角孙直上方。

【手法】 医师用拇指或食、中二指点揉率谷穴。

【次数】 点揉 100 ～ 200 次，推 200 ～ 300 次，摩 300 ～ 500 次。

【作用】 活血，化瘀，止痛，降血压。

【主治】 惊风、抽搐、口眼㖞斜、头痛、眩晕，呕吐。

【临床应用】 可用于调理内分泌等。

一、天突

【位置】　在胸骨上窝正中。

【手法】　用中指指端按或揉，称按天突或揉天突（图4-17）；用两手拇、食指捏挤天突穴，至皮下瘀血成红紫色为止。

【次数】　按或揉约30次。

【作用】　理气化痰，降逆止呕，止咳平喘。

【主治】　痰涎气急，咳喘胸闷，恶心呕吐，噎膈，咽痛等症。

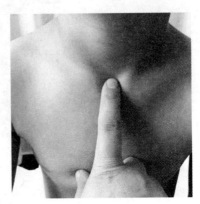

图4-17　揉天突

【临床应用】　由气机不利、痰涎壅盛所致的痰喘，胃气上逆所致的呕吐可单用此穴，按揉或捏挤法均可。另外，痰喘可配合推揉膻中、分推肩胛骨等；呕吐可配合揉中脘、运八卦、清胃经等。中暑引起的恶心、呕吐、头晕等症，捏挤本穴或配捏挤大椎、膻中、曲池等穴，亦有良效。

二、膻中

【位置】　在胸部，当前正中线上，平第4肋间，两乳头连线的中点。

【手法】　医师以两拇指指端自穴中向两旁分推至乳头，称为分推膻中；用中指指端揉之，称为揉膻中（图4-18）；用食指、中指自胸骨切迹向下推至剑突，名推膻中。

【次数】　推、揉各50～100次。

【作用】　宽胸理气，宣肺止咳化痰。

【主治】　胸闷，痰喘咳嗽，恶心呕吐，呃逆，嗳气等。

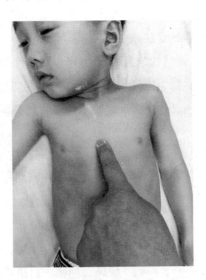

图4-18　揉膻中

【临床应用】治疗呕吐、呃逆、嗳气常与运内八卦、横纹推向板门，分腹阴阳等合用；治疗痰吐不利常与揉天突、按弦走搓摩或按揉丰隆等合用。

三、乳旁

【位置】乳头外侧旁开 0.2 寸。

【手法】医师以两手四指扶患儿之两胁，再以两拇指于穴位上揉之，称为揉乳旁（图 4-19）。

【次数】揉 30 ~ 50 次。

【作用】理气，化痰，止咳。

【主治】胸闷，咳嗽，痰鸣，呕吐。

【临床应用】揉乳旁配合揉乳根，能加强理气化痰止嗽的作用。治疗呕吐可配合横纹推向板门、清胃经等。

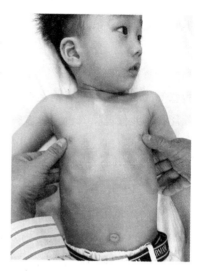

图 4-19 揉乳旁

四、乳根

【位置】乳头直下 0.2 寸，平第 5 肋间隙。

【手法】医师用两手食指或中指端揉，称揉乳根（图 4-20）。

【次数】揉 50 ~ 100 次。

【作用】宣肺理气，化痰止咳。

【主治】咳喘，胸闷，痰鸣等。

【临床应用】临床治疗咳喘、胸闷、痰鸣时常与揉乳旁、推揉膻中等合用。

五、上脘

【位置】位于前正中线上，脐上 5 寸处。

【手法】用食指、中指指端或掌根按揉，称揉上脘；用掌心或四指摩，称摩上脘；自上脘沿季胁处做分推法，称分推腹阴阳（图 4-21）。

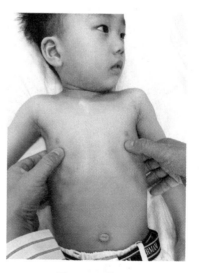

图 4-20 揉乳根

【次数】 推或揉100～300次；摩约5分钟。

【作用】 健脾和胃，消食和中。

【主治】 胃脘痛，腹痛，腹胀，食积，呕吐，泄泻，食欲不振，嗳气等。

【临床应用】 分推腹阴阳：有降逆止呕，和胃消食之作用，主治伤食呕吐恶心、腹胀等症。久摩上脘有消乳食、强壮身体的作用，小儿保健、厌食、脾虚腹泻常与补脾经、按揉足三里、捏脊合用，以加强疗效。

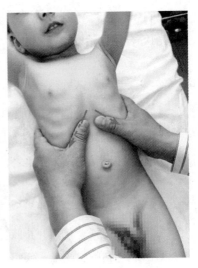

图4-21　分推腹阴阳

六、中脘

【位置】 位于前正中线上，脐上4寸处。

【手法】 用食指、中指指端或掌根按揉，称揉中脘（图4-22）；用掌心或四指摩，称摩中脘（图4-23）；自中脘向上直推至喉下或自喉往下推至中脘，称推中脘，又称推胃脘；自中脘推向鸠尾处，称"推三焦"。

【次数】 推或揉100～300次；摩约5分钟。

【作用】 健脾和胃，消食和中。

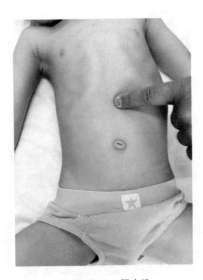

图4-22　揉中脘

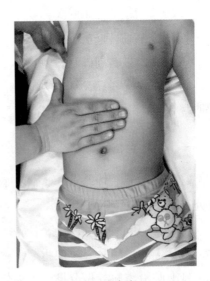

图4-23　摩中脘

【主治】 胃脘痛，腹痛，腹胀，食积，呕吐，泄泻，食欲不振，嗳气等。

【临床应用】 临床上常用于治疗消化系统疾病。揉、摩中脘能健脾和胃、消食和中，主治腹泻、呕吐、腹痛、腹胀、食欲不振等，多与按揉足三里、推脾经等合用。推中脘自上而下操作，有降胃气的作用，主治胃气上逆、嗳气呕恶，常配合横纹推向板门；自下而上操作，有涌吐作用，但临床少用。

七、胁肋

【位置】 从腋下两胁至天枢处。

【手法】 患儿取坐位，医师两手掌自患儿两腋下搓摩至天枢处，称为搓摩胁肋（图4-24），又称按弦走搓摩。

【次数】 搓摩100～300次。

【作用】 顺气化痰，除胸闷，消积聚。

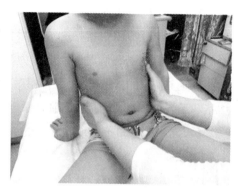

图4-24 搓摩胁肋

【主治】 胸闷，腹胀，食积，痰喘气急，疳积，胁痛，肝脾大等症。

【临床应用】 搓摩胁肋，性开而降，用于小儿由于食积、痰涎壅盛、气逆所致的胸闷、腹胀、气喘等症。若治疗肝脾大，则须久久摩之，但对脾胃虚弱、中气下陷、肾不纳气等应慎用。

八、天枢

【位置】 脐旁2寸，左右各一，属足阳明胃经。

【手法】 医师用食指、中指指端按揉之，称揉天枢（图4-25）。

【次数】 揉100～200次。

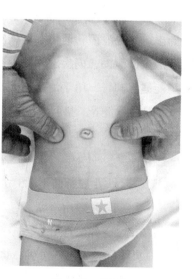

图4-25 揉天枢

【作用】 疏调大肠，理气消滞，化痰止嗽。

【主治】 腹胀，腹痛，腹泻，痢疾，便秘，食积不化，咳嗽等。

【临床应用】 天枢为大肠之"募穴"，能疏调大肠、理气消滞，常用于治疗急慢性胃肠炎、痢疾、消化功能紊乱引起的腹泻、呕吐、食积、腹胀、大便秘结等症。临床上，天枢与脐常同时操作，可以用中指按脐、食指与无名指各按两侧天枢穴同时揉动。治疗腹痛时，常配合拿肚角。揉天枢与清肺经、掐揉五指节等相配可治痰喘、咳嗽。

九、脐（神阙）

【位置】 位于肚脐，属任脉。

【手法】 医师用中指指端或掌根揉，称揉脐；用掌或指摩之，称摩脐，逆时针摩或揉为补，顺时针摩或揉为泻，往返揉或摩之为平补平泻。用双手食指和拇指两两相对，同时用力相对提捏并抖动肚脐，称为抖脐；用食指、中指和无名指自剑突经脐推向耻骨联合，称为推脐。

【次数】 揉100～300次；摩约5分钟；抖脐上下前后抖动20次，推脐5～10次。

【作用】 温阳散寒，补益气血，健脾和胃，消食导滞。

【主治】 腹泻，便秘，腹胀，腹痛，呕吐，消化不良，厌食，痢疾，脱肛，疳积等症。

【临床应用】 此穴能补能泻，用补法能温阳散寒、补益气血，治疗寒湿、脾虚、五更泄泻、消化不良、慢性痢疾、气虚脱肛等；泻之能消食导滞，治疗湿热型泄泻、痢疾、便秘等；治疗腹痛多配合揉天枢、拿肚角等；平补平泻能健脾和胃，用于治疗先天不足、后天失调或乳食积滞、厌食，也可用于儿童日常保健等。抖脐和推脐多用于治疗肠梗阻。

十、丹田

【位置】 小腹部脐下2.5寸处。

【手法】 医师用掌摩之，称摩丹田；用拇指或中指指揉之，称揉丹田；用指端按之，称按丹田。

【次数】 摩2～3分钟；揉100～300次；按0.5～1分钟。

【作用】 培肾固本，温补下元，泌别清浊。

【主治】 小腹胀痛，癃闭，小便短赤，遗尿，脱肛，便秘，疝气，腹泻等症。

【临床应用】 本穴临床常用于泌尿、生殖系统疾病的治疗，虚实皆可，但主要用于虚证，常配合补肾经、推三关、揉外劳宫等；对于癃闭、小便赤则取其分利之功，常配伍清小肠、推箕门等。

十一、肚角

【位置】 脐下 2 寸，旁开 2 寸两大筋。

【手法】 患儿仰卧，医师用拇、食、中三指向深处拿该穴，称拿肚角（图 4-26），操作时向内上方做一推、一拉、一紧、一松的轻微动作为 1 次。

【次数】 按、拿各 3 ～ 5 次。

【作用】 健脾和胃，理气消滞，止腹痛。

【主治】 腹痛，腹泻，腹胀，痢疾，便秘。

【临床应用】 按、拿肚角是止腹痛的要法，主治受寒、伤食引起的腹痛、腹泻，及其他各种原因引起的腹痛，若配一窝风可加强止痛效果。（注：本手法刺激性较强，为防患儿哭闹，应放在其他手法后使用）。

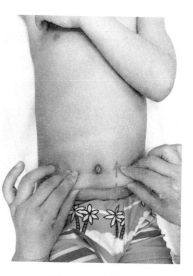

图 4-26　拿肚角

十二、气海

【位置】 在腹中线上，脐下 1.5 寸。

【手法】 医师用中指或拇指指端揉之，称揉气海（图 4-27）；以中指或拇指指端按之，称按气海。

【次数】 揉 100 ～ 300 次；按 0.5 ～ 1 分钟。

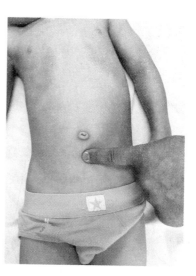

图 4-27　揉气海

【作用】 散寒止痛，引痰下行。

【主治】 腹痛，腹泻，遗尿，脱肛，疝气，胸膈不利，痰涎壅结不降。

【临床应用】 本穴有散寒止痛的作用，为止各种腹痛的要穴，尤以虚寒腹痛效果更佳。对于肠痉挛、肠功能紊乱引起的腹痛，常配伍按揉大肠俞、足三里等；胸膈不利、痰涎壅结不降者，多与运内八卦、揉肺俞等合用。

十三、关元

【位置】 腹正中线，脐下 3 寸处。

【手法】 医师用中指面或掌按揉之，称按揉关元；用艾条灸之，称灸关元。

【次数】 揉 100～300 次；艾灸 3～5 分钟。

【作用】 温肾壮阳，培补元气。

【主治】 虚寒性腹痛，腹泻，痢疾，遗尿，五迟，五软等。

【临床应用】 本穴为小肠之"募穴"，按揉本穴可治疗虚寒性腹痛、腹泻、痢疾等，多与补肾经、按揉足三里配用；治疗遗尿多与揉百会、揉肾俞等合用，亦可用灸法效果更佳。本穴尚可用于身体保健。

第三节　背、腰部穴位

一、肩井

【位置】 在大椎与肩峰连线的中点，肩部筋肉处。

【手法】 用拇指与食、中二指对称用力提拿本穴，称拿肩井（图 4-28）；用指端按称按肩井。

【次数】 拿 3～5 次；按 0.5～1 分钟。

【作用】 发汗解表，宣通气血。

【主治】 感冒，发热无汗，颈项强痛，肩痛，上肢痹痛，上肢抬举受限等症。

【临床应用】 拿肩井穴时，左右两侧同时进行。按、拿该穴能宣通气血，发汗解表，临床常与头面部四大手法相配合，用于治疗外感发热无汗，肩臂疼痛，颈项强直等。本法为诸法推毕的结束手法，称为总收法。

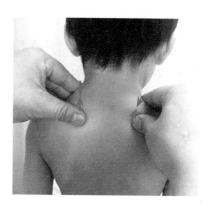

图 4-28　拿肩井

二、大椎

【位置】 第 7 颈椎棘突下。

【手法】 医师用中指或拇指指端按或揉，称按大椎或揉大椎（图 4-29）。用双手拇指、食指将其周围的皮肤捏起，向此穴挤去，称捏挤大椎，或用屈曲的食中两指蘸水，在穴位上提拧，称拧大椎。

【次数】 按揉 30 ～ 50 次；捏挤至局部皮肤充血或紫红瘀斑为度。

【作用】 清热解表，通经活络。

【主治】 发热，感冒，项强，咳嗽，百日咳等。

【临床应用】 用提拿法治百日咳有一定的疗效。

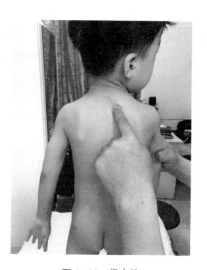

图 4-29　揉大椎

三、风门

【位置】 第 2 胸椎棘突下旁开 1.5 寸。

【手法】 医师用食指或中指指端揉之，称揉风门（图 4-30）。

【次数】 揉 20 ～ 50 次。

【作用】 疏风解表，宣肺止咳。

【主治】 感冒，咳嗽，气喘，鼻塞，项痛，背腰部疼痛，骨蒸潮热及盗汗等。

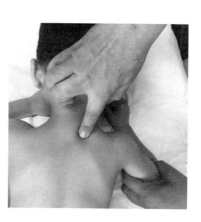

图 4-30　揉风门

【临床应用】揉风门治疗外感风寒，咳嗽气喘，多与清肺经、揉肺俞、推揉膻中等配合应用。治骨蒸潮热、盗汗多与揉二马、补肾经、分手阴阳等合用；鼻塞常配合揉迎香；治疗背腰部疼痛，与拿委中、承山、昆仑等穴相结合应用。

四、身柱

【位置】在第3胸椎棘突下凹陷中，后正中线上。

【手法】医师用中指或拇指指端按或揉，称按身柱或揉身柱（图4-31）。用双手拇指、食指将其周围的皮肤捏起，向其穴挤去，称捏挤身柱，或用屈曲的食、中两指蘸水，在穴位上提拧，称拧身柱。

【次数】按揉30～50次；捏挤至局部皮肤充血或紫红瘀斑为度。

【作用】调肺气，补虚损，止咳嗽，通经活络。

【主治】咳嗽，气喘，痫症，腰脊强痛，疗疮等。

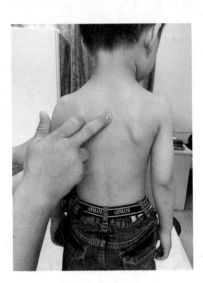

图4-31 揉身柱

【临床应用】揉身柱常与推肺经、揉膻中等配伍。治久咳不愈时加补脾经，以培土生金；气阴两伤时，可配合补肾经、揉二马等，效果更佳。（根据最新科学研究：按揉身柱穴有促进增长身高的作用）

五、肺俞

【位置】在第3胸椎棘突下旁开1.5寸。

【手法】医师用食、中指指端或两拇指指端揉之，称揉肺俞（图4-32）；用两拇指指端分别自肩胛骨内缘由上向下做分向推动，称为分推肩胛骨。

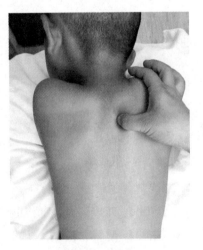

图4-32 揉肺俞

【次数】　揉 50 ～ 100 次；分推 100 ～ 200 次。

【作用】　调肺气，补虚损，止咳嗽。

【主治】　咳嗽气喘，久咳，痰鸣，胸闷胸痛，发热等。

【临床应用】　揉肺俞多用于治疗呼吸系统的疾病，常与推肺经、揉膻中等配伍。如治久咳不愈时加补脾经，以培土生金；气阴两伤时，可配合补肾经、揉二马等，效果更佳。

六、至阳

【位置】　在第 7 胸椎棘突下凹陷中，后正中线上。

【手法】　医师用食指或拇指指端按或揉，称按至阳或揉至阳（图 4-33）。用双手拇指、食指将其周围的皮肤捏起，向此穴挤去，称捏挤至阳，或用屈曲的食中两指蘸水，在穴位上提拧，称拧至阳。

【次数】　按揉 30 ～ 50 次；捏挤至局部皮肤充血或紫红瘀斑为度。

【作用】　止胃痛，消黄疸，调肺气，止咳嗽，消除脊强胸背痛。

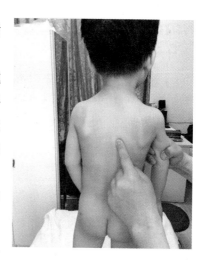

图 4-33　揉至阳

【主治】　止胃痛，消黄疸，止咳消喘，消除脊强胸背痛等症。

【临床应用】　揉至阳多用于治疗消化及呼吸系统的疾病，常与推肺经、揉膻中等配伍。如治久咳不愈时加补脾经，以培土生金；气阴两伤时，可配合补肾经、揉二马等，效果更佳。

七、脾俞

【位置】　在第 11 胸椎棘突下旁开 1.5 寸。

【手法】　医师以食、中指指端或两拇指指端揉之，称揉脾俞（图 4-34）。

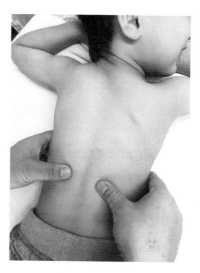

图 4-34　揉脾俞

【次数】 揉50～100次。

【作用】 健脾和胃，消食祛湿。

【主治】 呕吐，腹泻，疳积，食欲不振，黄疸，水肿，慢惊，四肢乏力，肌肉消瘦等。

【临床应用】 揉脾俞常用于治疗脾胃虚弱、乳食内伤、消化不良、腹泻等症，多与推脾经、按揉足三里等合用。

八、胃俞

【位置】 在第12胸椎棘突下旁开1.5寸。

【手法】 医师以食、中指指端或两拇指指端揉之，称揉胃俞（图4-35）；用指端按之，称按胃俞。

【次数】 揉50～100次； 按0.5～1分钟。

【作用】 和胃健脾，理中降逆。

【主治】 胃脘疼痛，呕吐，腹胀，慢性腹泻，消化不良等症。

【临床应用】 临床主要用于胃失和降引起的胃脘疼痛、呕吐、腹胀等症，常与横纹推向板门、摩腹等合用；对于慢性腹泻、消化不良等可与推脾经、按揉足三里等配用。

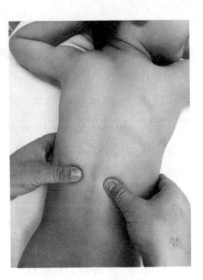

图4-35 揉胃俞

九、肾俞

【位置】 在第2腰椎棘突下旁开1.5寸。

【手法】 用食、中二指或两拇指指端揉之，称揉肾俞（图4-36）。

【次数】 揉50～100次。

【作用】 滋阴壮阳，补益肾元。

【主治】 腹泻，便秘，气喘，遗尿，少

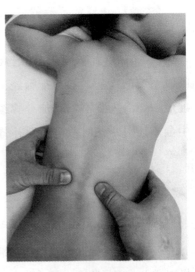

图4-36 揉肾俞

腹痛，下肢痿软乏力，慢性腰背痛等。

【临床应用】 揉肾俞能滋阴壮阳、补益肾元，常用于肾虚腹泻、阴虚便秘或下肢痿软无力、潮热、盗汗，多与揉二马、补脾经、推三关等合用；治疗慢性腰背痛常与腰俞、委中、承山等配合应用；治疗肾不纳气之气喘与揉肺俞、推脾经等配伍，能加强疗效。

十、命门

【位置】 在第 2 腰椎棘突下。

【手法】 用食、中二指或两拇指指端揉之，称揉命门（图 4-37）。

【次数】 揉 50 ～ 100 次。

【作用】 温肾壮阳，缩泉止遗。

【主治】 遗尿，腹泻，哮喘，水肿，下肢痿软乏力，慢性腰背痛等。

【临床应用】 揉命门常用于肾虚腹泻、阳虚便溏或下肢痿软无力、畏寒，多与揉百会、气海、关元等合用；治疗慢性腰背痛常与腰俞、委中、承山等配合应用；治疗肾不纳气之气喘与揉肺俞、推脾经等配伍，能加强疗效。

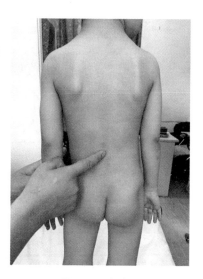

图 4-37　揉命门

十一、腰俞

【位置】 在第 3 腰椎棘突下旁开 1.5寸（即腰眼）凹陷中。

【手法】 以两拇指或食、中指指端揉之，称揉腰俞（腰眼）（图 4-38）。

【次数】 揉 20 ～ 30 次。

【作用】 通经活络。

【主治】 腰痛，下肢瘫痪。

【临床应用】 按揉腰用于治疗腰痛、下肢瘫痪等症，常配伍委中、承山等穴。

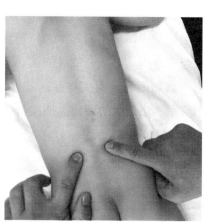

图 4-38　揉腰俞

十二、七节骨

【位置】 在第 4 腰椎与尾骨端（长强）成一直线。

【手法】 医师用拇指桡侧面或食、中二指指腹自下向上推之，称推上七节骨（图 4-39）；自上而下推，称推下七节骨（图 4-40）。

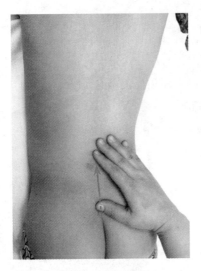

图 4-39　推上七节骨

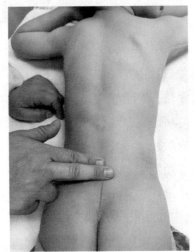

图 4-40　推下七节骨

【次数】 推 100 ～ 300 次。

【作用】 温阳止泻，泻热通便。

【主治】 泄泻，便秘，痢疾，脱肛等。

【临床应用】 推上七节骨能温阳止泻，主治虚寒腹泻、久痢等，多与补大肠、揉百会等合用。推下七节骨能泻热通便，多用于肠热便秘、痢疾等症，若虚寒泄泻，不可用本法，以防滑泻。擦腰骶部，用以温补肾气，固涩下元。

十三、龟尾

【位置】 位于尾骨端。

【手法】 医师用中指或拇指指端揉，称揉龟尾（图 4-41）。

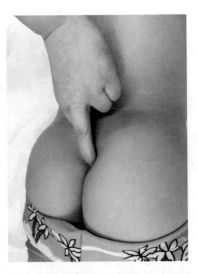

图 4-41　揉龟尾

【次数】 揉 100 ～ 300 次。

【作用】 调理大肠。

【主治】 泄泻，便秘，脱肛，遗尿等。

【临床应用】 揉龟尾能统调督脉之经气，调理大肠之功能。本穴既能止泻，又能通便，多与揉脐、摩腹、推七节骨等配合应用。

十四、脊柱

1. 捏脊

见第三章第二节。

2. 推脊

见第三章第二节。

十五、八髎

【位置】 在髂后上棘与后正中线之间，适对第 1、2、3、4 骶后孔。

【手法】 用食、中、无名或两拇指指端揉之，称揉八髎（图 4-42）。

【次数】 揉 50 ～ 100 次。

【作用】 滋阴壮阳，补益肾元。

【主治】 小便不利，月经不调、痛经、带下，腹泻，便秘，气喘，遗尿，少腹痛，遗精疝气，腰骶痛，下肢痿痹。

【临床应用】 揉八髎能滋阴壮阳、补益肾元，常用于腹泻，便秘，气喘，遗尿，少腹痛；多与揉二马、补脾经、补肾经等合用；治疗慢性腰背痛常与腰俞、委中、承山等配合应用；治疗肾不纳气之气喘与揉肺俞、肾俞、推脾经等配伍，能加强疗效。

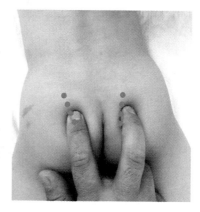

图 4-42　揉八髎

一、脾经

见第三章第二节。

二、肝经

【位置】　食指末节螺纹面。

【手法】　医师左手握住患儿之手，使其手指向上，手掌向外，然后用右手拇指掌面自食指末节指纹起推向指尖，称清肝经（图4-43），亦称平肝；反之为补，称补肝经（图4-44）。

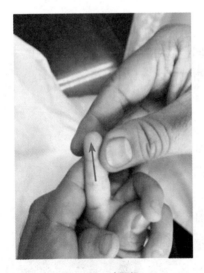
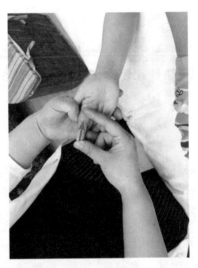

图 4-43　清肝经　　　　　　　　　　图 4-44　补肝经

【次数】　推 100～500 次。

【作用】　平肝泻火，解郁除烦，镇惊息风等。

【主治】　惊风，目赤，烦躁不安，五心烦热，口苦咽干，头晕头痛，耳鸣等。

【临床应用】　清肝经多与清心经、掐揉小天心、补肾经、退六腑合用。

肝经宜清不宜补，若肝虚应补则须补后加清或以补肾经代之，称为滋肾养肝法。

三、心经

【位置】 手中指末节螺纹面。

【手法】 医师用推法自患儿中指掌面末节指纹起推向指尖，称清心经（图4-45）；反之为补，称补心经（图4-46）。

【次数】 推100～500次。

【作用】 清热退心火；补益心血，养心安神。

【主治】 五心烦热，口舌生疮，小便赤涩，惊惕不安，心血不足，目眦红赤等。

【临床应用】 用清法能清热退心火，治疗心火旺盛引起的高热面赤、神昏烦躁、口舌生疮、小便短赤、惊风、惊惕不安等，多与退六腑、清天河水、清小肠等合用。清心经临床可以清天河水代。补心经可用于气血虚弱、心烦不安、睡卧露睛等，多与补脾经、推三关、揉二马、补肾经等合用。本穴宜用清法，不宜久用补法，需补时可补后加清，或以补脾经代之，以防扰动心火。

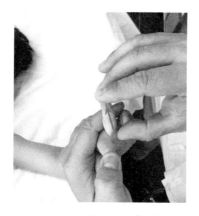

图4-45 清心经

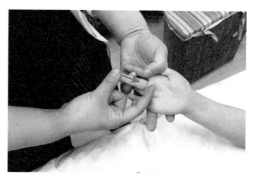

图4-46 补心经

四、肺经

【位置】 无名指末节螺纹面。

【手法】 用推法，自无名指掌面末节指纹起推至指尖为清，称清肺经

（图 4-47）；反之为补，称补肺经（图 4-48）。

【次数】 推 100 ~ 500 次。

【作用】 宣肺清热，补益肺气，止咳化痰。

【主治】 感冒，咳嗽，气喘痰鸣，自汗，盗汗，面白，脱肛，遗尿，大便秘结，麻疹不透。

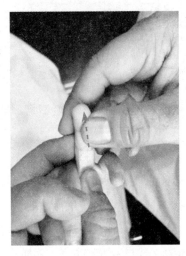
图 4-47　清肺经

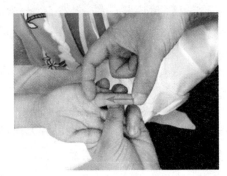
图 4-48　补肺经

【临床应用】 清肺经多与清天河水、退六腑、运八卦等合用。补肺经能补益肺气，主治肺气虚损、少气懒言、面白、自汗、盗汗、遗尿、脱肛、大便秘结等，多配伍补脾经、推三关、揉二马等。

五、肾经

见第三章第二节。

六、大肠

【位置】 在食指桡侧缘，由指尖至虎口成一直线。

【手法】 医师用右手拇指桡侧面，自指尖直推至指根为补，称补大肠（图 4-49）；反之为清，称清大肠（图 4-50）；来回推之，称清补大肠。

【次数】 推 100 ~ 500 次。

【作用】 调理肠道，止寒热泻痢，退肝胆之火，通便。

【主治】 泄泻，痢疾，便秘，腹痛，脱肛等。

【临床应用】 补大肠能温中止泻、涩肠固脱，主治虚寒腹泻、痢疾、脱肛等，多配伍补脾经、推三关、补肾经等。若水泻严重时，宜利小便，不可推补本穴，如推补之，则止泻过急，易使患儿呕吐。

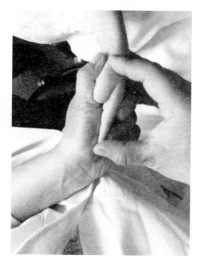
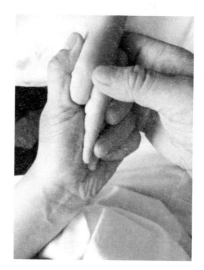

图4-49 补大肠 图4-50 清大肠

清大肠能清热利湿导滞、退肝胆之火，主治湿热滞留肠道、身热腹痛、痢下赤白、大便秘结等，常配合清天河水、分阴阳、清脾经、清肺经等。

清补大肠能调理肠道功能，用于寒热错杂、虚实相兼之便秘、泄泻、腹胀、纳呆等，多与运八卦、清补脾经等合用。

另外，在临床上治疗痢疾、便秘，常用大肠一穴，但需推30分钟左右，才能收到较好的效果。对于急性痢疾里急后重者，应先用清肺经，待里急后重减轻，或消失后，再用本穴。

七、小肠

【位置】 在小指尺侧边缘，自指尖至指根成一直线。

【手法】 用推法自指尖向指根直推为补，称补小肠（图4-51）；反之为清，称清小肠（图4-52）。

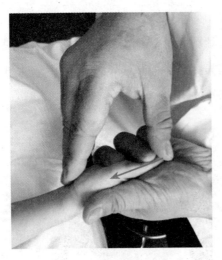
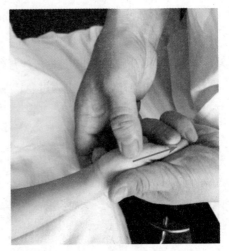

图 4-51　补小肠　　　　　　　　图 4-52　清小肠

【次数】　推 100 ～ 500 次。

【作用】　滋阴补虚，清热利尿，泌别清浊。

【主治】　小便赤涩，尿闭，水泻，口舌生疮，午后潮热等。

【临床应用】　本穴多用清法，能清热利尿、泌别清浊，主治小便短赤不利、尿闭、泄泻、口舌生疮等。若心经有热，移热于小肠，可配清天河水，以加强清热利尿的作用。补小肠能滋阴补虚，主治阴虚水亏、小便短赤，下焦虚寒多尿、遗尿等。

八、肾纹

见第三章第二节。

九、肾顶

见第三章第二节。

十、小横纹

【位置】　手掌面，第 2 ～ 5 指指掌关节之横纹处。

【手法】　医师以拇指桡侧自食指或小指的掌指关节横纹处，来回推之，称推小横纹（图 4-53）；以拇指指甲依次掐之，继以揉之，称为掐小横纹。

【次数】 推 100 ～ 300 次； 掐 3 ～ 5 次。

【作用】 退热，消胀，散结。

【主治】 口唇破裂，口疮，腹胀，发热，烦躁等。

【临床应用】 脾虚作胀者，兼补脾经；饮食所伤者，兼摩腹、清补脾经、运八卦；口唇破裂、口舌生疮者，兼清脾经、清胃经、清天河水。临床上推小横纹治疗肺部干性啰音，有一定疗效。

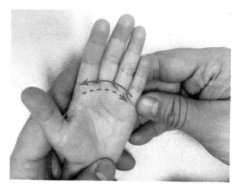

图 4-53　推小横纹

十一、四横纹

【位置】 手掌面，第 2 ～ 5 指节第 1 指间关节横纹处。

【手法】 以拇指桡侧在四横纹穴左右推之，称推四横纹（图 4-54）；以拇指指甲依次掐之，继以揉之，称为掐四横纹。

【次数】 推 100 ～ 300 次； 掐 3 ～ 5 次。

【作用】 退热除烦，调和气血，消胀散结。

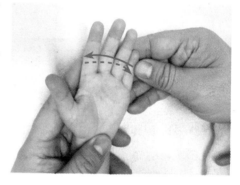

图 4-54　推四横纹

【主治】 疳积，腹胀腹痛，气血不和，消化不良，惊风，气喘，口唇破裂。

【临床应用】 本穴掐之能退热除烦、散瘀结；推之能调中行气、和气血、消胀。用于胸闷痰喘，多与运八卦、推肺经、推膻中等合用；用于内伤乳食、消化不良、腹胀等，可与捏脊、推脾经、揉板门合用。临床上也可用毫针或三棱针点刺本穴，配合捏脊治疗营养不良、泄泻、疳积等，效果较好。

十二、掌小横纹

【位置】 在掌面小指根下，尺侧掌纹头。

【手法】 医师以中指或拇指指端揉之，称揉掌小横纹（图4-55）。

【次数】 揉100～500次。

【作用】 清热散结，宽胸宣肺，化痰止咳。

【主治】 口舌生疮，流涎，肺炎，百日咳及一切痰壅喘咳。

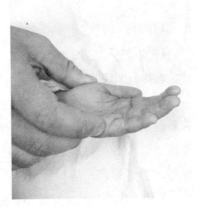

图4-55 揉掌小横纹

【临床应用】 本穴为治口舌生疮、喘咳的效穴。对婴儿流涎剧烈者有良效。此外，肝区疼痛时，揉之亦有效果。临床上揉掌小横纹治疗肺部湿性啰音，有一定的疗效。

十三、板门

【位置】 在大鱼际平面。

【手法】 医师用拇指指端揉之，称为揉板门（图4-56）。

【作用】 健脾和胃，消食化滞，除腹胀；止吐止泻。

【主治】 食欲不振，乳食内伤，呕吐，泄泻，腹胀，气喘，嗳气。

【临床应用】 揉板门能健脾和胃、消食化滞、调理气机，主治乳食停积、腹胀腹泻、食欲不振、呕吐、嗳气等。多与推脾经、运八卦、分腹阴阳等合用，治腹泻、呕吐等亦可单用本穴治疗，但推拿时间宜长。板门推向横纹，能止泻，用于脾阳不振、乳食停滞引起的泄泻，多与推大肠、推脾经等合用。横纹

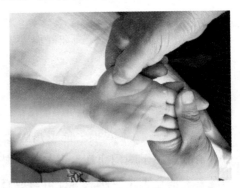

图4-56 揉板门

推向板门能止呕，用于胃气受伤、失于和降所致的呕吐，多与推脾经、推天柱骨、分腹阴阳、运八卦等合用。

十四、胃经

【位置】 在大鱼际桡侧，赤白肉际处。

【手法】 用拇指或食指自掌根推向拇指根，称为清胃经（图 4-57）；反之为补，称补胃经。

【次数】 推 300～500 次。

【作用】 清中焦湿热，消食和胃，降逆止呕，除烦止咳。

【主治】 恶心呕吐，烦渴善饥，呃逆，嗳气，吐血衄血，食欲不振，腹胀，口臭、便秘。

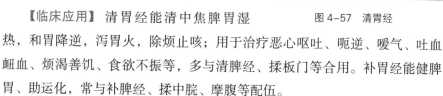

图 4-57 清胃经

【临床应用】 清胃经能清中焦脾胃湿热，和胃降逆，泻胃火，除烦止咳；用于治疗恶心呕吐、呃逆、嗳气、吐血衄血、烦渴善饥、食欲不振等，多与清脾经、揉板门等合用。补胃经能健脾胃、助运化，常与补脾经、揉中脘、摩腹等配伍。

十五、内劳宫

【位置】 掌心中，屈指当中指指尖之中点。

【手法】 以拇指指甲掐揉之，称掐揉内劳宫（图 4-58）；以中指指端做运法，称运内劳宫。

【次数】 揉运 100～300 次；掐 3～5 次。

【作用】 清热除烦，息风凉血。

【主治】 发热，烦渴，口疮，便血，齿龈糜烂，虚烦内热。

【临床应用】 本穴属心包络，为清热除烦的效穴，主治发热、五心烦热、口舌生疮、烦渴、齿龈糜烂、便血等，多与清天河水、掐揉小天心等合用，推拿时在内劳宫穴滴一滴凉水，用口边吹边揉，清热之力更强。

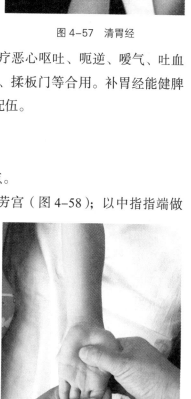

图 4-58 掐揉内劳宫

十六、小天心

【位置】 在掌根，大小鱼际交接之凹陷中。

【手法】 以拇指或中指指端揉之，称揉小天心（图4-59）；以拇指指甲掐之，称掐小天心；以中指尖或屈曲的指间关节捣之，称捣小天心。

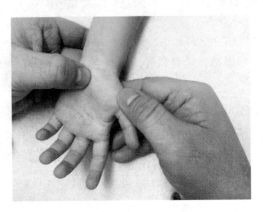

图4-59　揉小天心

【次数】 揉100～300次；掐、捣各5～20次。

【作用】 清热，镇惊，利尿，明目。

【主治】 惊风，抽搐，夜啼不安，小便赤涩，目赤肿痛，口舌生疮，目斜视。

【临床应用】 本穴性寒，为清心安神之要穴。主治心经有热、惊风、夜啼等，与清天河水、揉二马、清肝经等合用。若心经热盛，移热于小肠出现口舌生疮、小便赤涩等，多与清天河水、清小肠、揉二马合用。若眼上翻者则向下掐、捣；右斜视者向左掐、捣；左斜视者向右掐、捣。此外，本穴对新生儿硬皮症、黄疸、遗尿、水肿、痘疹欲出不透者亦有效。

十七、内八卦

【八卦由来】 八卦各有三爻，"乾 [qián]（天）、坤 [kūn]（地）、震 [zhèn]（雷）、巽 [xùn]（风）、坎 [kǎn]（水）、离 [lí]（火）、艮 [gèn]（山）、兑 [duì]（泽）"分立八方，象征"天、地、雷、风、水、火、山、泽"八种事物与自然现象，象征世界的变化与循环，分类方法如同五行，世间万物皆可分类归至八卦之中，亦是二进制与电子计算机的古老始祖。

【位置】 以掌中心为圆心，从圆心至中指根横纹约2/3处为半径，画一圆圈，八卦穴即在此圆圈上（对小天心者为坎，对中指者为离，在拇指侧离至坎半圆的中点为震，在小指侧半圆的中点为兑）共八个方位即乾、坎、艮、震、巽、离、坤、兑。

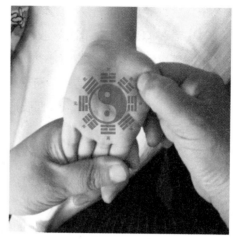

图4-60 运内八卦

【手法】 用拇指面自乾向坎运至兑为一遍，在运至离时轻轻而过，称顺运八卦，又称运内八卦（图4-60）。若从兑卦运至乾卦，称为逆运八卦。

【次数】 运100～500次；掐运7～14次。

【作用】 宽胸理气，止咳化痰，行滞消食，降气平喘。

【主治】 胸闷，咳嗽，气喘，呕吐，泄泻，腹胀，食欲不振，呃逆，发热，恶寒，惊惕不安。

【临床应用】 顺运八卦（运水入土）能宽胸理气、止咳化痰、行滞消食，主治胸闷、咳嗽、气喘、呕吐、腹胀、便秘、食欲不振等，常配伍推脾经、掐揉四横纹、揉板门、推揉膻中、分腹阴阳等。逆运八卦（运土入水）能降气平喘、止呕、止泻。用于痰喘呕吐等，多与推天柱骨、推膻中等合用。临床上分运八卦常与顺运或逆运八卦合用。乾震顺运能安魂；巽兑顺运能定魂；离乾顺运能止咳；坤坎顺运能清热；坎巽顺运能止泻；巽兑逆运能止呕；揉艮宫能健脾消食。

十八、总筋

【位置】 在掌后腕横纹中点。

【手法】 以拇指或中指指端揉之，称揉总筋（图4-61）；以拇指指甲掐之，称掐总筋。

【次数】 揉100～300次；掐3～5次。

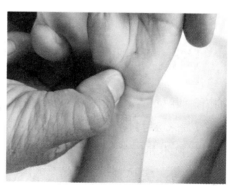

图4-61 揉总筋

【作用】 清心热，止痉，通调周身气机。

【主治】 口舌生疮，潮热，夜啼，牙痛，惊风抽搐。

【临床应用】 揉总筋能清心热、散结、通调周身气机，主治口舌生疮、潮热、夜啼、牙痛等，对实热、潮热皆有效，常配清天河水以加强清热之力。掐总筋能止痉定惊，治疗惊风、四肢抽掣等。

十九、大横纹

【位置】 仰掌，掌后横纹。近拇指指端称阳池，近小指端称阴池。

【手法】 医师用两拇指自掌后横纹中（总筋）向两旁分推，称分推大横纹，又称分阴阳（图 4-62）；自两旁（阴池、阳池）向总筋合推，称合阴阳（图 4-63）。

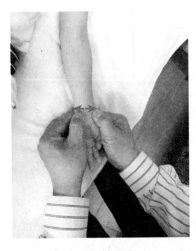 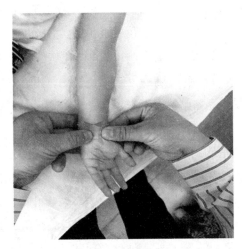

图 4-62 分阴阳　　　　　　　图 4-63 合阴阳

【次数】 推 30 ～ 50 次。

【作用】 平衡阴阳，调和气血，行滞消食，行痰散结。

【主治】 寒热往来，腹泻，呕吐，食积，身热不退，烦躁不安，惊风，抽搐，痰涎壅盛，胸闷，喘嗽。

【临床应用】 分阴阳能平衡阴阳、调和气血、行滞消食，用于阴阳不调、气血不和所致的寒热往来、烦躁不安、腹胀、泄泻、呕吐、痢疾、乳食停滞等。实热证，阴池宜重分；虚寒证，阳池宜重分。合阴阳能行痰散结，主治痰结喘嗽、胸闷等，可配揉肾纹、清天河水等清热散结的穴位。

二十、外劳宫

【位置】 在手背中，与内劳宫相对处。

【手法】 医师用中指指端揉之，称揉外劳宫（图4-64）；用拇指指甲掐之，称掐外劳宫。

【次数】 揉100～300次；掐3～5次。

【作用】 温阳散寒，升阳举陷，发汗解表。

【主治】 腹痛肠鸣，泄泻，痢疾，遗尿，脱肛，咳嗽，气喘，风寒感冒，鼻塞流涕。

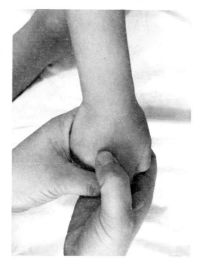

图4-64 揉外劳宫

【临床应用】 临床常用于治疗外感风寒、鼻塞流涕、脏腑积寒、完谷不化、腹痛肠鸣、泄泻、痢疾、疝气等。对于遗尿、脱肛多与补脾经、补肾经、揉二马等合用。小儿手背皮肤娇嫩，操作不慎易损伤皮肤，治疗时应予注意。

二十一、精宁

【位置】 在手背第4、5掌骨缝中。

【手法】 以拇指掐揉之，称掐揉精宁（图4-65）。

【次数】 揉100～500次；掐3～5次。

【作用】 行气，破结，化痰。

【主治】 痰食积聚，气吼痰喘，干呕，疳积，惊厥。

【临床应用】 本穴治疗急惊昏厥，多与掐威灵合用，以加强开窍醒神之作用。因本穴行气消坚之力较强，故虚者慎用。若须应用，多与补脾经、补肾经等合用，以

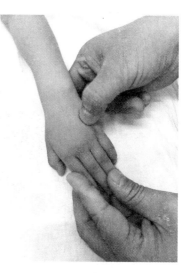

图4-65 掐揉精宁

免元气受损。

二十二、威灵

【位置】 在手背，外劳宫旁，第2、3掌骨交缝处。

【手法】 医师以拇指指甲掐之，继以揉之，称掐威灵（图4-66）。

【次数】 掐5～10次。

【作用】 开窍，醒神，镇惊。

【主治】 急惊暴死，昏迷不醒，头痛等。

【临床应用】 本穴主要用于急救，主治急惊暴死、昏迷不醒，若掐之有声者易治，无声者难治。

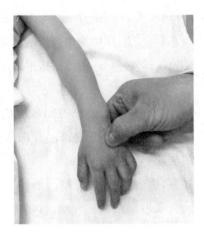

图4-66 掐威灵

二十三、二扇门

【位置】 在手背中指本节两旁陷中。

【手法】 医师用两拇指指端或食、中指指端揉之，称为揉二扇门（图4-67）；以两拇指指甲掐之，继以揉之，称掐二扇门。

【次数】 揉100～500次；掐3～5次。

【作用】 发汗透表，退热平喘。

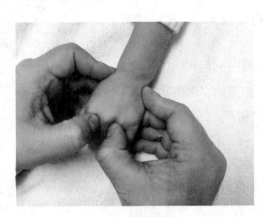

图4-67 揉二扇门

【主治】 伤风，感冒，发热无汗，痰喘气粗，急惊风，口眼㖞斜。

【临床应用】 如欲发汗，必先掐心经与内劳宫，再重揉太阳穴，然后掐本穴300次左右，至患儿头部及前后身微汗出即可。因该穴性温，发散之力强，易耗伤阳气，故对体虚患儿慎用。若须用时，必先固表（补脾经、补肾经、揉肾顶）然后再用汗法，操作时要稍用力，速度宜快。

二十四、上马（二人上马、二马）

【位置】 手背无名指及小指掌指关节后陷中。

【手法】 医师以拇指指甲掐之，继以揉之，称掐二人上马（图4-68）；以拇指或中指揉之，称揉上马。

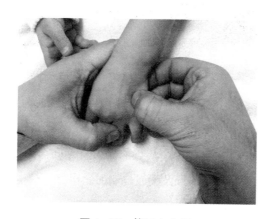

图4-68 掐二人上马

【次数】 掐3～5次；揉100～500次。

【作用】 补肾滋阴，顺气散结，利水通淋。

【主治】 小便赤涩，腹痛，淋证，脱肛，遗尿，消化不良，喘促，牙痛。

【临床应用】 本穴为补肾滋阴的主穴，主治阴虚阳亢、潮热盗汗、烦躁、小便赤涩、牙痛、久病体虚、睡时磨牙等，常与其他补益穴合用。本穴对小便闭塞疗效明显。对体质虚弱肺部有干性啰音者，可配揉小横纹；湿性啰音，配揉掌小横纹，多揉有效。

二十五、合谷

【位置】 在手背第 1、2 掌骨之间，当第 2 掌骨桡侧的中点处。

【手法】 医师先以左手握住患儿左手，使其手掌侧置，桡侧在上，再以右手食、中二指固定患儿之腕部，然后用拇指指甲掐之，继以揉之，称掐揉合谷（图 4-69）。

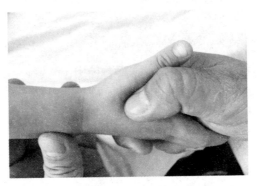

图 4-69　掐揉合谷

【次数】 掐揉 5 ～ 20 次。

【作用】 清热，通络，止痛。

【主治】 发热无汗，头痛，项痛，面瘫，目赤肿痛，齿痛，咽喉痛，腹痛，口眼㖞斜，口疮，口噤不开及上肢桡侧的病症。

【临床应用】 治疗发热无汗、头痛、项强时，常配合推肺经、揉太阳、拿风池等。治疗头面部及其他部位的病症时，可配伍阿是穴及相关穴位。

二十六、外八卦

【位置】 掌背外劳宫周围，与内八卦相对处。

【手法】 以拇指做顺时针方向的掐运，称运外八卦（图 4-70）。

【次数】 掐运 100 ～ 300 次。

【作用】 宽胸理气，通滞散结。

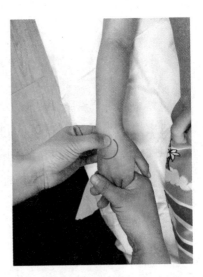

图 4-70　运外八卦

【主治】 胸闷，腹胀，便秘等。

【临床应用】 运外八卦能宽胸理气、通滞散结，临床上主要与摩腹、推揉膻中等合用，治疗胸闷、腹胀、便秘等。

二十七、三关

【位置】 前臂桡侧，腕横纹至肘横纹成一直线。

【手法】 用食中二指并拢，自桡侧腕横纹起推至肘横纹处，称推三关（图4-71）。

【次数】 推100～500次。

【作用】 温阳散寒，益气活血，发汗解表。

【主治】 腹痛腹泻，畏寒，四肢乏力，病后体虚，斑疹白痦，疹出不透及风寒感冒等虚、寒证。

【临床应用】 本穴用于气血虚弱、命门火衰、下元虚冷、身体虚弱、四肢厥冷、

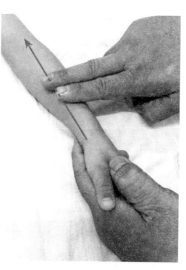

图4-71 推三关

面色无华、食欲不振、疳积、吐泻等阳气不足、气血亏虚证，多与补脾经、补肾经、揉二马、运八卦等合用。此穴还有益气活血、温阳散寒、发汗解表的作用，用于疹毒内陷、隐疹不出、黄疸、阴疽、感冒恶寒等症，多与推脾经、清肺经、运八卦、掐二扇门等合用。实证若用此穴，手法宜快而有力。

二十八、清天河水

【位置】 在前臂正中，总筋至肘横纹成一直线。

【手法】 医师一手持小儿手部，另一手食、中指指面自腕横纹推向肘横纹，称清（推）天河水（图4-72）。

【次数】 推100～500次。

【作用】 清热解表，泻心火，

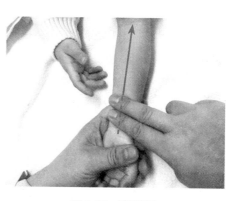

图4-72 清天河水

除烦躁，润燥结。

【主治】 热证。外感发热，内热、潮热，烦躁不安，口渴，弄舌，惊风，口舌生疮，咳嗽，痰喘，咽痛。

【临床应用】 本穴性微凉，能清热解表，主治感冒、发热、头痛、恶风、汗出、咽痛等，常与四大保健穴合用。清天河水清热而不伤阴，善清卫分、气分之热，虚、实热皆可用。治疗五心烦热、烦躁不安、惊风、口舌生疮、弄舌、重舌等，可与清心经、清肝经等合用。

二十九、六腑

【位置】 在前臂尺侧自肘关节至掌根成一直线。

【手法】 以食、中二指指腹，自肘关节推至掌根，称退六腑（图4-73）。

【次数】 推100～500次。

【作用】 清热，凉血，解毒。

【主治】 高热，烦渴，惊风，鹅口疮，弄舌，重舌，咽痛，疟腮，大便秘结，热痢，肿毒等实热证。

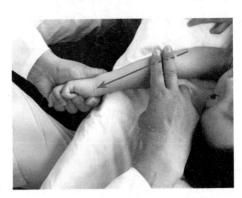

图4-73 退六腑

三十、一窝风

【位置】 在手背腕横纹中央凹陷中。

【手法】 以中指或拇指指端按揉之，称揉一窝风（图4-74）。

【次数】 揉100～300次。

【作用】 温中行气，宣通表里，止痹痛利关节。

【主治】 腹痛，伤风感冒，急慢惊风，关节屈伸不利。

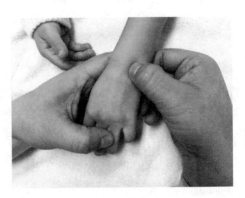

图4-74 揉一窝风

【临床应用】 本穴的主要功效是止腹痛，对于因受凉、食积等各种原因引起的腹痛，均可用来治疗。另外，该穴还具有温通经络的作用，对于风湿性关节炎，也有一定的作用。本穴与二扇门、外劳宫皆能温阳散寒，但一窝风主治腹痛，又能驱经络之寒以治痹痛；外劳宫主要用于脏腑积寒与气虚下陷之证；二扇门主要用于外感风寒无汗证。

三十一、膊阳池

【位置】 在手背一窝风之后3寸。

【手法操作】 以右手拇指指甲陷之，继以揉之，称掐膊阳池；或以中指指端揉之，称揉膊阳池（图4-75）。

【次数】 掐3～5次；揉100～500次。

【作用】 疏风解表，通利二便。

【主治】 大便秘结，小便赤涩，感冒头痛。

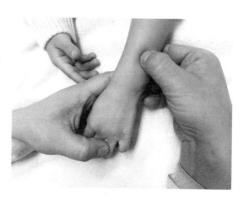

图4-75 揉膊阳池

【临床应用】 本穴为治大便秘结之效穴，对于小便赤涩、感冒头痛可配伍其他相应的穴位进行治疗。

三十二、曲池

【位置】 屈肘，在肘窝桡侧横纹头至肱骨外上髁中点，手阳明大肠经的合穴。

【手法】 以拇指指甲掐之，继以揉之，称掐揉曲池（图4-76）。

【次数】 掐揉30～50次。

【作用】 解表退热，利咽。

【主治】 热病，咽喉肿痛，上肢痿软，抽掣，咳喘，嗳气，腹痛，呕吐，泄泻。

【临床应用】 临床主要用于治疗风热感冒、咽喉肿痛、咳喘等，多与清天河水、清肺经合用。治疗上肢痿软，多与手三里、

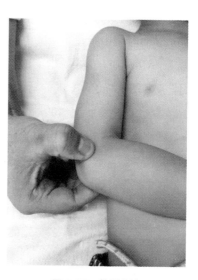

图4-76 掐揉曲池

合谷等配伍。治腹痛配揉一窝风。呕吐配合横纹推向板门，泄泻则据病情辨证取穴。

三十三、洪池（曲泽）

【位置】 肘关节内侧，肘横纹中点。

【手法】 医师以一手拇指按于穴位上，一手拿其四指摇之，称按摇洪池（图4-77，箭头所示为摇动方向）。

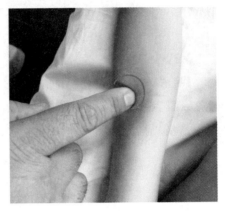

【次数】 摇5～10次。

【作用】 调和气血，通调经络。

【主治】 气血不和，关节痹痛等症。

图4-77 按摇洪池

【临床应用】 主要用于关节疼痛，多与按揉局部和相关穴位配合应用。治疗气血不和，可与分阴阳同用。

三十四、月斗肘

【位置】 在肘关节尺骨鹰嘴突处。

【手法】 医师以左手拇、食、中三指托患儿月斗肘，以右手拇、食二指叉入虎口，同时用中指按小鱼际中点（天门穴），然后屈患儿之手，上下摇之，称摇月斗肘（图4-78）。

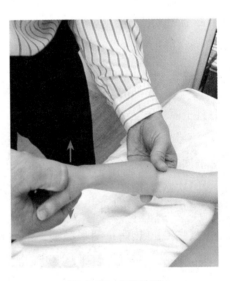

【次数】 摇20～30次。

【作用】 通络活血，顺气生血，化痰。

【主治】 气血不和，痹痛，痞块，痰嗽，急惊等。

【临床应用】 本穴多与其他穴位配合应用，一般不单用。

图4-78 摇月斗肘

三十五、老龙

【位置】 在中指指甲后 1 分许。

【手法】 医师以拇指指甲掐之，称掐老龙（图 4-79）。

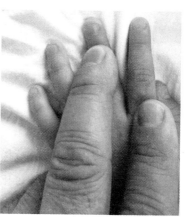

图 4-79 掐老龙

【次数】 掐 5 次，或醒后即止。

【作用】 开窍醒神。

【主治】 急惊暴死，昏迷不醒，高热抽搐。

【临床应用】 主要用于急救，主治急惊风、高热抽搐、昏迷、不省人事。若急惊暴死，掐之知痛有声者易治，不知痛而无声者一般难治。临床常与掐人中合用。

三十六、十宣

【位置】 在手十指尖端，距指甲游离缘 0.1 寸，左右共 10 穴。

【手法】 以拇指指甲依次掐之，称掐十宣（图 4-80）。

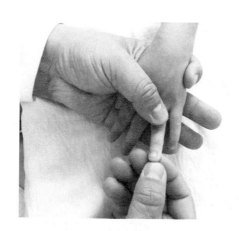

图 4-80 掐十宣

【次数】 掐 3 ～ 5 次，或醒后即止。

【作用】 清热，醒神，开窍。

【主治】 高热惊风，抽搐，昏厥，烦躁不安，两目上视，神呆。

【临床应用】 本穴主要用于急救，多与掐人中、掐老龙、掐少商等合用。

三十七、五指节

【位置】 掌背五指第1指间关节。

【手法】 用拇指指甲掐之，称掐五指节；以拇、食指揉搓，称揉五指节（图4-81）。

【次数】 掐3～5次；揉搓20～50次。

【作用】 安神镇惊，祛风化痰，通窍。

【主治】 惊风，咳嗽风痰，吐涎，惊惕不安，口眼㖞斜。

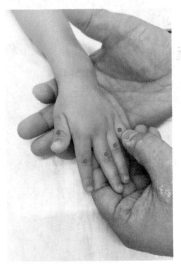

图4-81 揉五指节

【临床应用】 掐、揉五指节能通关窍、安神镇惊、主治惊惕不安、惊风等，多与清肝经、掐老龙等合用。揉五指节能祛风痰，主治胸闷、痰喘、咳嗽、吐涎等，多与运八卦、推揉膻中等合用。捻搓五指节可治扭挫伤引起的关节肿痛，屈伸不利等。经常搓揉该穴可增强小儿智力，用于小儿保健。

三十八、左端正

【位置】 在中指桡侧，指甲根旁1分许。

【手法】 以拇指指甲掐之或揉之，称掐左端正或揉左端正（图4-82）。

【次数】 揉50～100次；掐3～5次。

【作用】 升提中气，止泻痢。

【主治】 痢疾，霍乱，水泻，眼右斜视。

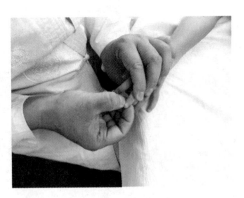

图4-82 揉左端正

【临床应用】 本穴能升提中气、止泻痢，用于痢疾、水泻等，多与推脾经、推大肠等合用。掐之则能醒神开窍，主治惊风。

三十九、右端正

【位置】 中指尺侧，指甲根旁1分许。

【手法】 用拇指指甲掐之或揉之，称掐右端正或揉右端正（图4-83）。

【次数】 掐3～5次；揉50～100次。

【作用】 止呕吐，降逆，止血。

【主治】 鼻出血，呕吐，眼左斜视。

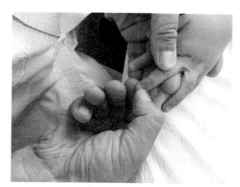

图4-83 揉右端正

【临床应用】 主治胃气上逆所致的恶心呕吐，常与运八卦、横纹推向板门、推脾经等合用。掐右端正还可用于小儿惊风，常与掐老龙、清肝经等配伍。本穴对鼻衄有良效，法由细绳由中指第三节横纹起扎至指端（不可过紧），扎好后患儿静卧。掐之还能开窍醒神，可用于急救。

四十、少商

【位置】 在拇指桡侧缘，距指甲角约0.1寸。

【手法】 用拇指指甲重掐之，称掐少商（图4-84）。

【次数】 掐5～20次。

【作用】 清热利咽，开窍。

【主治】 发热，咽喉肿痛，昏迷，窒息，心烦，咳嗽，癫狂等。

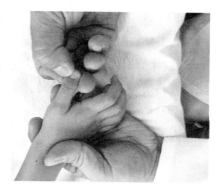

图4-84 掐少商

【临床应用】 少商穴为手太阴肺经井穴，能清热利咽、开窍。临床主治发热、咽喉肿痛、咳嗽等，可与清肺经、推天柱骨等合用。治疗昏迷、癫狂、窒息等可与掐人中同用。

四十一、商阳

【位置】 在手食指桡侧端，距指甲角约0.1寸，为手阳明大肠经的井穴。

【手法】 以拇指指甲重掐之，称掐商阳（图4-85）。

【次数】 掐5～20次。

【作用】 清热利咽。

【主治】 发热，咽喉肿痛，耳鸣耳聋，面肿，口干，喘咳。

【临床应用】 本穴有清热利咽的作用，主治发热、咽喉肿痛、耳鸣耳聋等，可与清肺经、清天河水等合用。

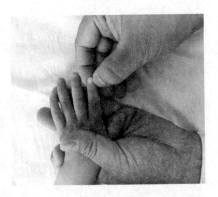

图4-85　掐商阳

四十二、中冲

【位置】 在手中指末节尖端中央，为手厥阴心包经之井穴。

【手法】 以右手拇指指甲重掐之，称掐中冲（图4-86）。

【次数】 掐5～20次。

【作用】 清热，通络，开窍。

【主治】 发热烦闷，口疮，弄舌，心痛，中暑，昏迷，小儿夜啼。

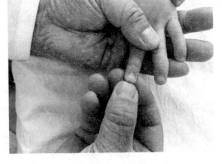

图4-86　掐中冲

【临床应用】 本穴清热之力较强，主治发热烦闷、口疮、中暑等，多与清肺经、清天河水等合用。治疗小儿夜啼，常与捣小天心配合应用。心痛者，加推内关；昏迷者，配掐人中。

四十三、关冲

【位置】 在无名指尺侧端，距指甲角后约0.1寸，为手少阳三焦经的井穴。

【手法】 以右手拇指指甲重掐之，称掐关冲（图4-87）。

【次数】 掐5～20次。

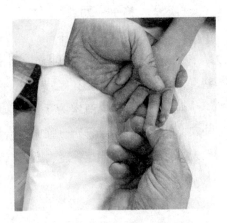

图4-87　掐关冲

【作用】 清热，止头痛，利咽喉。

【主治】 发热，头痛，目赤，喉痹，语言不利，口干，食少。

【临床应用】 掐关冲能清热、止头痛、利咽喉，临床用于治疗发热、头痛、喉痹时可配伍清天河水、清肺经等。治疗目赤、口干、食少时，可与推脾经、推肝经等合用。

四十四、少泽

【位置】 在小指尺侧，距指甲角约0.1寸处，是手太阳小肠经的井穴。

【手法】 以右手拇指指甲掐之，称为掐少泽（图4-88）。

【次数】 掐5～20次。

【作用】 退热，止惊，通络。

【主治】 身热无汗，头痛，喉痹，乳痈，口疮，弄舌，重舌，耳鸣，耳聋，昏迷。

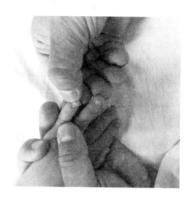

图4-88 掐少泽

【临床应用】 本穴有退热、止惊、通络的作用，常用于治疗热病、五官科疾病及神志病，可配伍相关穴位，以加强疗效。

四十五、拇腮

【位置】 在拇指背，距指甲根中点约1分许。

【手法】 以拇指指甲掐之，或以拇指指端揉之，称掐拇腮，或揉拇腮（图4-89）。

【次数】 掐3～5次，揉50～100次。

【作用】 降逆止呕。

【主治】 恶心，呕吐。

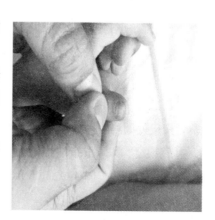

图4-89 揉拇腮

【临床应用】 本穴主治恶心、呕吐，多与推脾经、运八卦、推天柱骨、揉板门等合用。

四十六、皮罢（肝记）

【位置】 拇指尺侧，大指甲根旁约1分许。

【手法】 以拇指指甲重掐之，继以揉之，称掐皮罢（图4-90）。

【次数】 掐3～5次。

【作用】 降气平喘，醒神。

【主治】 哮喘，神迷。

【临床应用】 用于哮喘要多掐重揉，可配伍揉肺俞、分推肩胛骨等，以加强平喘的作用。

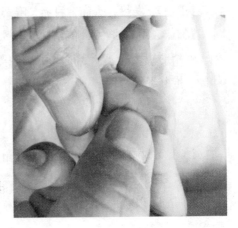

图4-90 掐皮罢

四十七、后溪

【位置】 轻握拳，第5掌指关节后外侧横纹尽头。

【手法】 以指端揉之，称为揉后溪（图4-91）。

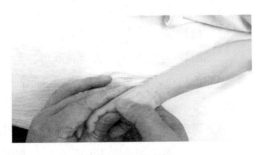

图4-91 揉后溪

【次数】 揉30～50次。

【作用】 利小便。

【主治】 小便赤涩不利。

【临床应用】 本穴多与清小肠合用。

四十八、甘载

【位置】 在手背合谷后，第1、2掌骨交接处凹陷中。

【手法】 以拇指指端掐之，继以揉之，称掐甘载（图4-92）。

【次数】 掐5～20次。

【作用】 开窍醒神。

【主治】 昏迷，惊风，抽搐。

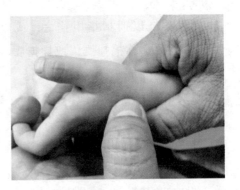

图4-92 掐甘载

【临床应用】 本穴主要用于急救，多与掐人中、掐十宣等合用。

第五节　下肢部穴位

一、箕门

【位置】 在大腿内侧，膝盖上缘至腹股沟成一直线。

【手法】 用食、中二指自膝盖内侧上缘推至腹股沟，称推箕门（图4-93）。

【次数】 推100～300次。

【作用】 利尿，清热。

【主治】 尿潴留（癃闭），水泻，小便赤涩不利等。

【临床应用】 推箕门性平和，有较好的利尿作用。治疗尿潴留多与揉丹田、按揉三阴交合用；小便赤涩不利，可与清心经、清小肠等合用；治水泻，可配清小肠，有"利小便以实大便"的作用。

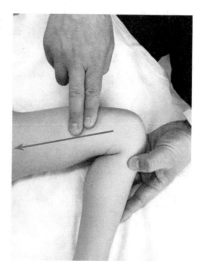

图4-93　推箕门

二、百虫

【位置】 膝上内侧。股骨内缘，血海穴上1寸处。

【手法】 以拇指按之，称按百虫；以拇指指端揉之，称为揉百虫；拿之称拿百虫（图4-94）。

【次数】 按0.5～1分钟；揉30～50次；拿3～5次。

【作用】 通经活络，止抽搐。

【主治】 四肢抽搐，下肢痿痹不用等。

【临床应用】 按揉百虫能通经络、止抽搐，主要治疗下肢痿痹及痹痛等，常与按

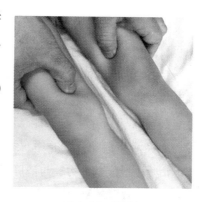

图4-94　拿百虫

揉足三里、拿委中、按揉承山等合用。惊风抽搐，多与清肝经、掐人中等配伍应用。

三、委中

【位置】 在腘窝中央，两大筋中间。

【手法】 以拇、食指指端提拿、钩、拨腘窝中筋腱，称为揉委中（图4-95）。

【次数】 拿3～5次。

【作用】 止惊，通络。

【主治】 惊风抽搐，下肢痿软无力，腰背及下肢疼痛。

【临床应用】 本穴用拿法能止抽搐，可配合揉膝眼、阳陵泉、承山等治疗下肢痿软无力、疼痛等。用捏挤法至局部瘀斑，可治疗中暑痧症。

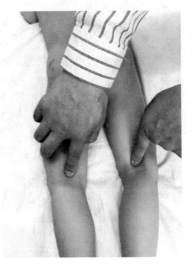

图4-95 揉委中

四、膝眼

【位置】 在膝盖骨之下两旁凹陷中。

【手法】 以右手拇、食二指相对用力拿之，继以揉之，称拿膝眼；按揉之，称揉膝眼（图4-96）。

【次数】 拿5～10次。

【作用】 止惊，通络。

【主治】 惊风抽搐，下肢痿软，膝关节疼痛及功能障碍。

【临床应用】 按揉膝眼能息风止

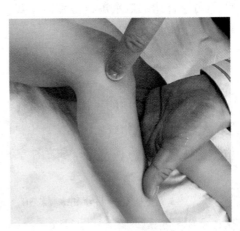

图4-96 揉膝眼

惊、通经活络，配合拿委中、揉承山等治疗下肢痿软无力；与清肝经、掐人中等同用，可治惊风抽搐。还可用于因风寒所致膝痛及膝关节扭挫伤。

五、足三里

【位置】 外侧膝眼下 3 寸，胫骨外侧约一横指处。

【手法】 以拇指指端按揉之，称为揉足三里（图 4-97）。

【次数】 揉 30 ～ 50 次。

【作用】 健脾胃，助运化，疏调胃肠功能，强壮身体。

【主治】 腹胀，腹痛，腹泻，呕吐，食欲不振，下肢痿软等。

【临床应用】 按揉足三里能健脾和胃、调中理气，多用于消化道疾患。治疗呕吐常配合推天柱骨、横纹推向板门等合用。

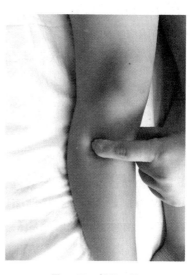

图 4-97　揉足三里

脾虚泻可与补大肠、推上七节骨合用。另外，按揉足三里也可用于小儿保健。

六、丰隆

【位置】 外踝尖上 8 寸，胫骨前缘外侧 1.5 寸，胫腓骨之间。

【手法】 用拇指或中指指端揉之，称揉丰隆（图 4-98）。

【次数】 揉 20 ～ 40 次。

【作用】 化痰平喘，和胃降逆。

【主治】 痰鸣气喘，咳嗽，呕吐等。

【临床应用】 揉丰隆能和胃气、化痰湿，主治痰涎壅盛、咳嗽气喘、呕吐等，常与揉膻中、运八卦、横纹推向板门等合用。

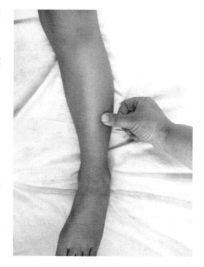

图 4-98　揉丰隆

七、前承山

【位置】 外膝眼下 8 寸（上巨虚下 2 寸），距胫骨前嵴 1 横指处。

【手法】 以拇指指甲掐之或拿之，称为掐前承山或拿前承山；以拇指指端揉之，称揉前承山（图4-99）。

【次数】 掐3～5次；揉50～100次；拿0.5～1分钟或3～5次。

【作用】 息风止惊，舒筋通络。

【主治】 惊风，下肢抽搐。

【临床应用】 本穴主治抽搐。常与拿委中、揉承山、按百虫、掐解溪等合用治疗角弓反张、下肢抽搐；揉前承山能通经活络、纠正畸形，与揉解溪相配，治疗小儿麻痹症、肌肉萎缩无力、马蹄内翻足等。

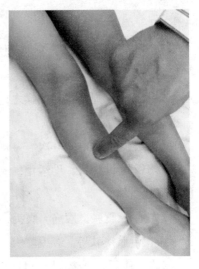

图4-99　揉前承山

八、后承山

【位置】 腓肠肌腹下陷中。

【手法】 以右手拇指拿之，称拿后承山；以拇指指端揉之，称揉后承山（图4-100）。

【次数】 拿5～10次；揉50～100次。

【作用】 止抽搐，通经络，发汗平喘，催眠。

【主治】 腿痛转筋，下肢痿软，气喘，不寐。

【临床应用】 该穴能止抽搐、通经络，与拿委中配合治疗惊风抽搐、下肢痿软、腿痛转筋。拿后承山有催眠作用，可治小儿不寐或夜寐不安。临床上小儿大便秘结时，可下推承山；腹泻者可上推承山。

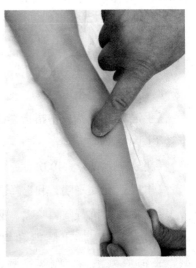

图4-100　揉后承山

九、三阴交

【位置】 内踝尖直上3寸。

【手法】用拇指指端或食指指端按揉之，称按揉三阴交（图4-101）。

【次数】按揉100～200次。

【作用】通经活络，通调水道，健脾利湿。

【主治】癃闭，遗尿，小便频数，短赤不利，下肢痹痛，惊风，消化不良。

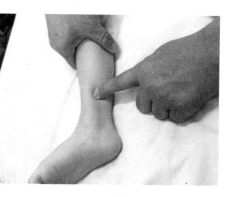

图4-101 按揉三阴交

【临床应用】按揉三阴交主治泌尿系统疾病，如遗尿、癃闭、小便短赤不利等，多与推箕门、清小肠、揉丹田等合用。治疗下肢痹痛等，可与揉足三里、按揉承山穴等合用。

十、解溪

【位置】踝关节前横纹中点，两筋之间凹陷中。

【手法】以拇指指端揉之，称为揉解溪（图4-102），以拇指指甲掐之，称为掐解溪。

【次数】揉50～100次；掐3～5次。

【作用】疏筋活络，解痉，止吐泻等。

【主治】踝关节伤筋，踝关节屈伸不利，惊风及吐泻等。

【临床应用】本穴主要用掐法，对惊风、吐泻及踝关节功能障碍有效。

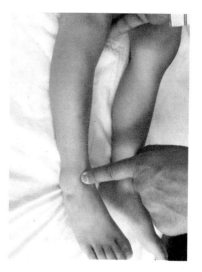

图4-102 揉解溪

十一、昆仑

【位置】在外踝后缘与跟腱内侧的中间凹陷处。

【手法】以拇指指甲掐之，称掐昆仑；以拇、食指相对用力拿之，称拿昆仑（图4-103）。

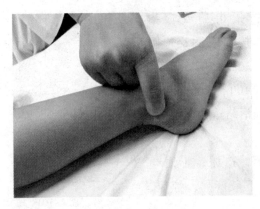

图 4-103　拿昆仑

【次数】　掐 3～5 次；拿 0.5～1 分钟或 3～5 次。

【作用】　解肌通络，止惊。

【主治】　头痛，项强，惊风，腰痛，足跟痛等。

【临床应用】　掐昆仑治疗头痛、项强；与拿委中、拿承山配合治疗腰痛；与拿仆参配合可治足内翻、足跟痛等。

十二、仆参

【位置】　在昆仑穴下，外踝后下方，跟骨外侧下赤白肉际凹陷中，属太阳膀胱经。

【手法】　用拿法，称拿仆参（图 4-104）；用掐法，称掐仆参。

【次数】　拿、掐各 3～5 次，或醒后即止。

【作用】　开窍安神，益肾健骨，舒筋活络。

【主治】　昏厥，惊风，腰痛，足跟痛，霍乱转筋，足痿不收等。

【临床应用】　拿仆参能益肾、舒筋，常与拿委中配合治疗腰痛；与拿承山合用可治疗霍乱转筋、足痿不收；治疗癫狂痫、昏厥，可与掐人中、掐十宣等相配。

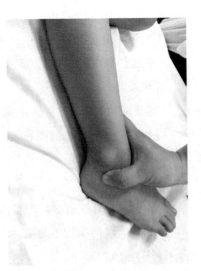

图 4-104　拿仆参

十三、大敦

【位置】 足大趾末节外侧，距趾甲角0.1寸。

【手法】 用拇指指甲掐揉，称掐大敦或揉大敦（图4-105）。

【次数】 掐5～10次；揉30～50次。

【作用】 解痉息风。

【主治】 惊风，四肢抽搐等。

【临床应用】 本穴主治惊风、四肢抽搐，常与掐十宣、掐老龙等合用。

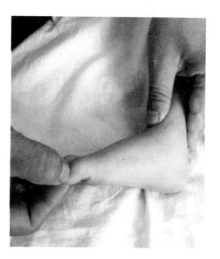

图4-105 揉大敦

十四、涌泉

【位置】 屈趾，足掌心前正中凹陷中。

【手法】 用拇指指腹向拇指方向直推，称推涌泉；用指端揉，称揉涌泉（图4-106）。

【次数】 推、揉各50～100次。

【作用】 滋阴，退热。

【主治】 发热，呕吐，腹泻，五心烦热。

【临床应用】 推涌泉能引火归原、退虚热，治疗阴虚火旺、五心烦热、夜啼等，可配伍揉二马、运内劳宫、补肾经等。若与清天河水、退六腑配合，亦可用于实热证。揉涌泉能止吐泻，左揉止吐，右揉止泻。

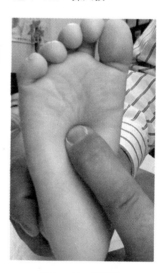

图4-106 揉涌泉

十五、太冲

【位置】 在足背第1～2跖骨结合部之前方凹陷处（趾缝间上1.5寸），当踇长伸肌腱外缘处。属足厥阴肝经。

【手法】 用拇指指端向下掐，称掐太冲；用指端揉，称揉太冲（图4-107）。

【次数】 掐、揉各 30 ~ 50 次。

【作用】 平肝息风。

【主治】 肝阳上亢，肝风上扰，五心烦热。

【临床应用】 掐太冲能平肝息风，治疗肝阳上亢、肝风上扰引起的头疼、头晕、五心烦热，可配伍揉太溪、揉涌泉、补肾经等；能滋水涵木，治疗肝阳上亢，肝风上扰引起的头疼、头晕、五心烦热。

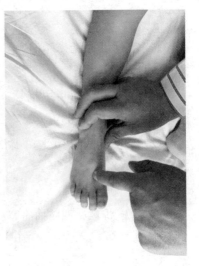

图 4-107　揉太冲

第 **5** 章

小儿常见病
症推拿治疗

第一节 咳嗽

咳嗽是小儿肺部疾患中的一个常见证候，是呼吸道的一种保护性反射动作，无论外感、内伤所导致的肺失宣降清肃者，都可以发生咳嗽。咳嗽可见于多种呼吸道和肺脏病证中，如感冒、肺炎等均可引起。本病一年四季都可发生，尤以冬春季节为多。多数预后都良好，有少部分患者反复发作，日久不愈。本病相当于西医学的急、慢性支气管炎等疾病。

【病因病机】

1. 外感咳嗽　肺为娇脏，职司呼吸，其性肃降，上连咽喉而开窍于鼻，外合皮毛，主一身之表，居脏腑之上，外感邪气，首当犯肺。小儿形气未充，肌肤柔弱，卫外功能较差。当风寒或风热外侵，邪束肌表，肺气不宣，清肃失职，痰液滋生；或感受燥气，气道干燥，咽喉不利，肺津受灼，痰涩黏结，均可引起咳嗽。

2. 内伤咳嗽　多因患儿平素体虚，或外感咳嗽，日久不愈，耗伤正气，致肺阴虚损，肺气上逆，或因小儿先天脾胃虚弱，易为乳食所伤，致使脾胃虚寒，健运失职，水湿内停，痰湿内生，上贮于肺，壅阻气道，致使肺气不得宣畅，引起咳嗽。西医学认为咳嗽是由于呼吸道炎症、异物，或其他物理因素、化学因素刺激呼吸道黏膜，通过咳嗽中枢引起的咳嗽动作。咳嗽是一种保护性反射，通过咳嗽可将呼吸道异物或分泌物排出体外。

【诊断要点及鉴别诊断】

1. 诊断要点

（1）一年四季均可发生，尤以冬春为多。

（2）外感咳嗽多有上呼吸道感染病史，内伤咳嗽多有其他兼症。

（3）实验室检查多有白细胞异常，肺部听诊可闻及干、湿性啰音。

（4）咳嗽重者可拍摄肺部 X 线片。

2. 鉴别诊断

（1）上呼吸道感染咳嗽：多为刺激性咳嗽，好似咽喉瘙痒，无痰，不分昼夜，不伴随气喘或急促呼吸。

（2）支气管炎咳嗽：通常在感冒之后发生，由细菌感染导致，咳嗽有痰，有时剧烈咳嗽，一般夜间咳嗽次数较多，并发出咳喘声，咳嗽最厉害的时间是孩子入睡后的两小时，或凌晨6点左右。

（3）咽喉炎咳嗽：声音嘶哑，有脓痰，痰少，多数被咽下，较大的宝宝会诉咽喉疼痛，年龄小、不会说话者常表现烦躁、拒哺。

（4）过敏性咳嗽：持续或反复发作性剧烈咳嗽，多呈阵发性，晨起较明显，宝宝活动或哭闹时咳嗽加重，遇到冷空气时打喷嚏、咳嗽，但痰很少。夜间比白天严重，咳嗽时间长，通常会持续3个月，以花粉季节为重。

（5）吸入异物咳嗽：先前无咳嗽、流涕、打喷嚏或发烧等症状，突发剧烈呛咳，同时出现呼吸困难，脸色不好。

【临床表现】

1. 风寒咳嗽　冬春多发，咳嗽有痰，声重紧闷不爽，鼻塞，流涕，恶寒发热，头痛，舌淡红苔薄白，脉浮紧，指纹浮红。

2. 风热咳嗽　咳嗽不爽，痰黄黏稠，不易咳出，鼻流浊涕，咽喉肿痛，发热汗出，大便秘结，小便黄数，舌红，苔薄黄，脉浮数，指纹浮紫。

3. 内伤咳嗽　干咳少痰，久咳不止，伴手足心热，午后潮热，口渴咽干，食欲不振，形体消瘦，倦怠乏力，舌红苔少乏津，脉细数，指纹紫滞。

【治疗】

1. 风寒咳嗽

（1）治法：疏风散寒，宣肺止咳。

（2）处方：开天门、推攒竹、推坎宫、揉太阳、清肺经各200次，运内八卦、推揉膻中各100次，推三关、揉外劳宫、揉掌小横纹、揉擦肺俞各100次。

（3）方义：推攒竹、开天门、推坎宫、揉太阳、清肺经疏风解表；推揉膻中、运内八卦宽胸理气，化痰止咳；揉擦肺俞、推三关、揉外劳宫温阳散寒，宣肺止咳。

2. 风热咳嗽

（1）治法：疏风清热，化痰止咳。

（2）处方：开天门、推攒竹、推坎宫、揉太阳各200次，退六腑、清肺经、清天河水各200次，推膻中、揉掌小横纹、揉肺俞各100次。

（3）方义：推攒竹、开天门、推坎宫、揉太阳、清肺经疏风解表；清天河水、清肺经、退六腑清热宣肺；推膻中、揉掌小横纹、揉肺俞止咳化痰，宽胸理气。

3. 内伤咳嗽

（1）治法：养阴清肺，润肺止咳，健脾化痰。

（2）处方：补脾经、补肺经各200次，运内八卦、推揉膻中、揉乳旁、揉乳根、揉中脘、揉肺俞、按揉足三里各100次。

（3）方义：补脾经、补肺经健脾养肺；推揉膻中、运内八卦宽胸理气、化痰止咳；揉乳旁、揉乳根、揉肺俞宣肺止咳；揉中脘、按揉足三里健脾胃，助运化。

（4）加减：久咳体虚喘促加补肾经、推三关各200次以止咳平喘；阴虚咳嗽加揉上马200次；痰吐不利加揉丰隆、揉天突各200次，以滋阴止咳化痰。

【预防与护理】

1. 注意气候变化，注意保暖，防止外邪侵袭。
2. 少食辛辣香燥及肥甘厚味，以防燥伤肺阴。
3. 外邪未解之前，忌食油腻荤腥；咳嗽未愈之前，忌食过咸过酸食物。
4. 避免刺激咽喉部的食物及其他因素，如烟尘刺激、喊叫、哭闹等。
5. 病后适当休息，多喝水，饮食宜清淡。

【病案举例】

孙某，男，4岁。2006年7月初诊。主诉（家长代诉）：咳嗽、痰黄黏稠3周。现病史：患儿3周前因感冒后遗留咳嗽，咳嗽不爽，痰黄黏稠，不易咳出，伴鼻流浊涕，咽喉肿痛，大便秘结，小便黄数。查：舌红，苔薄黄，脉浮数，指纹浮紫。诊断：咳嗽。证属：风热咳嗽。病机分析：患儿由于感受风寒，日久入里化热，肺气不宣，清肃失职，故咳嗽不爽；炼液成痰，故痰黄黏稠，不易咳出，伴鼻流浊涕。治法：疏风清热，化痰止咳。处方：开天门、推攒竹、推坎宫、揉太阳、清肺经、揉掌小横纹、退六腑、清天河水、推膻中、揉肺俞。

【按语】

推拿对于外感、内伤咳嗽的疗效较好，对于服药困难的患儿，可作为首选治疗方法；而对于肺炎咳嗽可作为重要的辅助治疗方法；久咳不愈者可适当配合中西药物治疗。咳嗽是许多疾病的一个症状，如果咳嗽不是突出的主要症状，则不属于本病范畴，尤其应注意与百日咳、肺炎等引起的咳嗽进行鉴别。

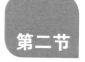

第二节　发热

发热，是指人体口腔温度 ≥ 37.5℃，或肛温 ≥ 38℃，或 1 天中体温波动超过 1.0℃。小儿基础体温，是指直肠温度，正常体温范围：肛温 ≤ 37.5℃，口温 ≤ 37.2℃，腋温 ≤ 37.0℃。以肛温为标准，发热可分为：低热（37.5～38.5℃），中度发热（38.6～39.5℃），高热（39.6～40.5℃），超高热（> 40.5℃）。发热的类型有：稽留热（每日温差 ≤ 1℃）、弛张热（38～40℃，每日温差 ≥ 2℃）、间歇热（相隔数日再发热）和不规则热，以及长期发热（发热时间超过 2 周）。

【病因病机】

1. 外感发热　由于小儿形体稚弱，抗邪能力较差，加之冷热不知调节，家长护理不当，易为风寒外邪所侵，邪气侵袭体表，卫外之阳被郁而致发热。

2. **阴虚内热** 小儿体质素弱，先天不足，或后天营养失调，或久病伤阴而致肺肾不足，阴液亏损引起发热。

3. **肺胃实热** 多由于外感误治或乳食内伤，造成肺胃壅实，郁而化热。

4. **气虚发热** 由于劳倦过度、饮食失调，或久病失于调理，以致中气不足，阴火内生而引起发热。

【分类及鉴别】

1. 分类

（1）**感染性疾病**：急性传染病早期、各系统急性感染性疾病。

（2）**非感染性疾病**：暑热症、新生儿脱水热、颅内损伤、惊厥及癫痫大发作等。

（3）**变态反应**：过敏，异体血清，疫苗接种反应，输液、输血反应等。

2. 鉴别 夏天发热还可以与其他病毒感染或细菌感染，如化脓性扁桃体炎、淋巴结炎、肺炎、细菌性痢疾、伤寒，甚至乙型脑炎等有关。不过这些病除发热外还会有另一些表现，仔细检查并不难诊断。

【临床表现】

1. **外感发热** 偏于风寒者可见发热，恶风寒，头痛，无汗，鼻塞，流涕，舌质淡红，苔薄白，脉浮紧，指纹鲜红；偏于风热者可见发热，微汗出，口干，鼻流黄涕，苔薄黄，脉浮数，指纹红紫。

2. **阴虚发热** 午后发热，手足心热，形瘦神疲，盗汗，食纳减少，舌红苔剥，脉细数无力，指纹淡紫。

3. **肺胃实热** 高热，面红，气促，不思饮食，便秘烦躁，渴而引饮，舌红苔燥，脉数有力，指纹深紫。

4. **气虚发热** 劳累后发热，低热，语声低微，懒言乏力，动则自汗，食欲不振，形体消瘦或食后即泻，舌质淡，苔薄白，脉虚弱或沉细无力，指纹色淡。

【治疗】

1. 外感发热

（1）治法：清热解表，发散外邪。

（2）处方：推攒竹、推坎宫、揉太阳各30次，清天河水200次。风寒者加推三关200次，掐揉二扇门30次，掐风池5次；风热者加推脊100次。

（3）方义：清天河水宣肺清热；推攒竹、推坎宫、揉太阳疏风解表，发散外邪；风寒者加推三关，掐揉二扇门、掐风池发汗解表，驱散风寒；风热者加推脊以清热解表。

（4）加减：若兼咳嗽，痰鸣气急者加推揉膻中、揉肺俞、揉丰隆、运内八卦；兼见脘腹胀满，不思乳食，嗳酸呕吐者加揉中脘、推揉板门、分推腹阴阳、推天柱骨；兼见烦躁不安，睡卧不宁，惊惕不安者加清肝经、掐揉小天心、掐揉五指节。

2. 阴虚内热

（1）治法：滋阴清热。

（2）处方：补脾经、补肺经、揉上马各300次，清天河水200次，推涌泉300次，按揉足三里、运内劳宫各200次。

（3）方义：补肺经、揉上马滋肾养肺，滋补阴液，配清天河水、运内劳宫以清虚热；补脾经、按揉足三里健脾和胃，增进饮食；推涌泉引热下行以退虚热。

（4）加减：烦躁不眠加清肝经、清心经、按揉百会；自汗、盗汗加揉肾顶、补肾经。

3. 肺胃实热

（1）治法：清泄里热，理气消食。

（2）处方：清肺经、清胃经、清大肠各300次，揉板门50次，运内八卦100次，清天河水200次，退六腑300次，揉天枢100次。

（3）方义：清肺经、清胃经清肺胃两经实热，配清大肠、揉天枢疏调肠腑结滞以通便泻火；清天河水、退六腑清热除烦；揉板门、运内八卦理气消食。

4. 气虚发热

（1）治法：健脾益气，佐以清热。

（2）处方：补脾经、补肺经、运内八卦、揉肺俞各200次，清天河水、清大肠各 100 次。

（3）**方义**：补脾经、补肺经、运内八卦、揉肺俞以健脾益气；清天河水、清大肠以清热。

（4）**加减**：若腹胀、纳呆者，加运板门、分推腹阴阳、摩中脘；若大便稀溏，有不消化食物残渣，加逆时针摩腹、推上七节骨、补大肠、板门推向横纹；若恶心呕吐，加推天柱骨、推中脘、横纹推向板门、揉右端正。

【预防与护理】

1. 预防

（1）衣着要凉爽。切忌为小儿添加过多衣被，以既不受凉又能保持皮肤干爽为宜。

（2）居室空气要流通。即便室内有空调或供暖，也不宜紧闭门窗。

（3）鼓励饮水。保持口舌滋润，小便通畅、清亮。

（4）注意营养。不宜偏食挑食，可多吃水果，尤其是西瓜，既能补充水分、糖分和维生素，又有清热的功效，此外，还应注意大便通畅。

2. 饮食护理

饮食的总体原则是：易消化、富有营养、少量多次地增加饮水，避免强求小儿饮食过量而导致小儿胃肠负担加重。发热时小儿体内各种营养的消耗均增加，发热又使消化液产生减少，再加上小儿的胃肠功能本身就薄弱，导致小儿的胃肠功能降低。所以，发热的小儿很容易出现食欲减退、恶心、呕吐、腹痛和腹泻等表现。病程长、持续高热的孩子更应注意补充营养，因此，在每次热退后，精神、食欲好转时应及时给孩子加餐。食物要软、易消化、清淡，如米汤、稀粥、乳制品、豆制品、蔬菜、面条等。发热是一种消耗性疾病，因此，还应给小儿补充含高蛋白的食物，如肉、鱼、蛋等，但要尽可能忌食油腻食物；也可吃少量水果。饮水、饮食都要少量多次，切不可暴饮暴食。

【病案举例】

崔某，男，5 岁。2008 年 9 月 15 日初诊。主诉：发热 18 天。现病史：患儿 18 天前外感后出现发热，最高体温 39.2℃，食欲不振，倦怠乏力，头晕，大便溏，小便黄。曾于急诊就诊服用解热药物，用抗生素治疗，体温一度下降至 38℃，维持 2 天后复又波动于 38 ～ 39℃之间。查体：体温 38.2℃，神清神疲，形体消瘦，面色萎黄，咽部稍红，扁桃 I 度肿大，心肺无异常，腹软无压痛，肝脾不大。舌淡，苔白，脉浮数无力，指纹色淡。连续 3 天测血常规均正常。胸部 X 线片：心肺未见异常。以"发热待查"收入院。诊断：发热。证属：脾胃气虚。病机分析：患儿素体虚弱，感邪后阳气郁于肌表，邪气留连卫气之间，热势缠绵不解，日久损伤阳气，舌淡，苔白，脉浮数无力，指纹色淡均为脾胃气虚之征。治法：健脾益气，佐以清热。处方：补脾经、运内八卦、补大肠、运板门、板门推向横纹、清天河水、分推腹阴阳、逆时针摩腹、揉脾俞、揉足三里、推上七节骨，每日 2 次。

【按语】

小儿高热惊厥，多见于 4 岁以下的小儿，因神经系统未完善，一旦发热超过 40℃，便会出现两眼上翻或斜视、凝视，四肢强直并阵阵抽动，面部肌肉也会不时抽动，伴神志不清、大小便失禁等。小儿发生高热惊厥时，一般不会自行咬伤舌头，不用向其口中填塞任何物品。对于清醒后的小儿，可给予足量的糖盐水补充因高热出汗丢失的水分。若经上述处理，小儿仍不断发生抽搐超过 10 分钟以上，则应立即送医院治疗，以免抽搐时间过长发生意外或使大脑受到不可逆的损伤。送孩子去医院的途中，还需时时注意保持孩子呼吸道通畅，让面部侧仰，以防呕吐物呛入呼吸道。

第三节　近视

近视，是指眼在不使用调节时，平行光线通过眼的屈光系统屈折后，焦点落在视网膜之前的一种屈光状态。在屈光静止的前提下，远处的物体不能在视网膜汇聚，而在视网膜之前形成焦点，因而造成视觉变形，导致远方的物体模糊不清。

【病因病机】

近视发生的病因大多为眼球前后轴过长（称为轴性近视），其次为眼的屈光力过强（称为屈光性近视）。具体患病原因主要如下：

1. 小儿过早长时间使用电子产品（如游戏机等），过度看电视、玩电脑，导致眼神经受损。

2. 用眼方式不当。如用眼距离过近、用眼时间过长、照明光线过强或过弱、在行车上或走路时看书、躺着看书、睡眠不足、课桌不符合要求，以及写字姿势不正确等。

3. 角膜弯曲度或晶状体前后面的弯曲度变大，这种情况多为先天性改变，临床上较少见。

4. 营养不良。缺钙、锌和维生素 A，以及维生素 B 等相关微量元素和维生素。

根据中医眼科学病证诊断疗效标准，将小儿近视归纳为心阳不足、脾虚气弱和肝肾亏虚 3 个证型。

（1）心阳不足：心为阳脏而主通明。在五行属火，为阳中之阳，故称为阳脏，又称"火脏"。唐宗海《血证论》说："心为火脏，烛照万物。"心阳入目神光出，视物清晰。若心阳不足，神光不得发越于远处，故视近尚清，视远模糊。同时，可导致血液运行迟缓，瘀滞不畅，又可引起精神委顿，神识恍惚。

（2）脾虚气弱：脾胃为后天之本，气血生化之源。脾输精气，上贯于目，脾升清阳，通至目窍，脾气统血，循行目窍。脾气不足，久延不愈，可致脾不统血，营血亏虚。同时，脾失升清阳之功，致使目失所养引起神光衰微，以致光华不能远及，故视近而不能视远也。

（3）肝肾两虚：肝藏血，肾藏精，肝肾两虚则精亏血少，精血不足，目失所养引起神光衰微，以致光华不能远及，故视近而不能视远。

【类及鉴别诊断】

1. 近视的分类

（1）按近视程度分类：① 3.00D（300度）以内者，称为轻度近视。② 3.00D～6.00D（300度～600度）者为中度近视。③ 6.00D（600度）以

上者为高度近视，又称病理性近视。

（2）**按照屈光成分分类**：①轴性近视：是由于眼轴的延长造成的近视。一般眼轴增加1mm，近视度增加3.00D，在高度近视特别是恶性近视中，眼轴的延长极为严重，往往可以看到明显的眼球突出。②曲率性近视：由于角膜前面或晶状体表面的曲度增强，曲率半径变短，而使平行光束入眼后过早聚焦于视网膜前的近视状态。③指数性近视：指由于房水、晶状体屈光指数的增高，屈光力增加，而使平行光束入眼后过早聚焦于视网膜前的近视状态。

（3）**按调节性分类**：①假性近视：假性近视又称调节性近视，是由看远时调节未放松所致。它与屈光成分改变的真性近视有本质上的不同。②真性近视：真性近视也称轴性近视，其屈光间质的屈折力正常，眼轴的前后径延长，远处的光线入眼后成像于视网膜前。③混合性近视：一般情况下，近视是由于眼睛疲劳引起的假性近视，部分真性近视与假性近视逐渐同步，可以这么说，在近视度数不断加深的人里面，都属于混合性近视。

2. 鉴别诊断

与散光相鉴别，散光是眼睛的一种屈光不正常状况，与角膜的弧度有关。人类的眼睛并不是完美的，有些人眼睛的角膜在某一角度区域的弧度较弯，而另一些角度区域则较扁平。造成散光的原因，就是由于角膜上的这些厚薄不匀或角膜的弯曲度不匀而使得角膜各子午线的屈折率不一致，使得经过这些子午线的光线不能聚集于同一焦点。这样，光线便不能准确地聚焦在视网膜上形成清晰的物像，这种情况称为散光。

【临床表现】

1. **视力减退**　近视主要是远视力逐渐下降，视远物模糊不清，近视力正常，但高度近视常因屈光间质混浊和视网膜、脉络膜变性引起，其远近视力都不好，有时还伴有眼前黑影浮动。

2. **外斜视**　中度以上近视患儿在近距离作业时很少或不使用调节，相应地减弱辐辏作用，可诱发眼位向外偏斜，形成外斜视。

3. **视力疲劳**　近视患儿调节力很好，但在近距离工作时需要过度使用辐辏力，这样破坏了调节与辐辏之间的平衡协调，导致急性视疲劳症状。其表现为眼胀、眼痛、头痛、视物有双影虚边等自觉症状。

4. **眼球突出**　高度近视由于辐轴增长，眼球变大，外观上呈现眼球向外突出的状态。

【治疗】

推拿治疗假性近视有明显效果，对轴性近视有改善作用。

1. **治法**　调和气血，疏通脉络。

2. **处方**　揉睛明、攒竹、太阳、四白各 300 次，揉翳风、按风池、按揉天柱骨、分推坎宫、抹眼眶各 200 次，按揉养老、中渚穴各 100 次，推四横纹 200 次；掐 3～5 次。

3. **方义**　治疗近视以近取为主，以调和气血、解除眼肌疲劳，增加视力。本法不仅可以用于治疗，且可用于预防保健。

【预防与护理】

一般儿童的近视，多属于"假性近视"。由于用眼过度，调节紧张而引起的一种功能性近视。如果不及时进行解痉矫治，日久就发展成真性近视。

预防措施：必须从小培养儿童良好的用眼卫生习惯。

1．培养儿童正确的读书、写字姿势，不要趴在桌上或扭着身体。书本和眼睛应保持 30cm 距离，身体离课桌应保持一个拳头的距离，手应离笔尖 2.5cm 左右。课桌椅应适合学生的身材。

2．看书写字时间不宜过久，持续 1 小时后要有 10 分钟的休息。眼睛向远眺，多看绿色植物，做眼保健操。

3．写字读书要有适当的光线，光线最好从左边照射过来。不要在太暗或者太亮的光线下看书、写字。（带有显示器的移动电子产品的使用注意要点与看书写字相同）。

4．积极开展体育锻炼，保证学生每天有 1 小时的体育活动。

5．教导学生写字不要过小、过密，不要写斜字、草字。

6．认真做好眼保健操（揉攒竹、太阳、四白、风池、养老等穴，轮刮眼眶等）。

7．看电视的方式要健康。看电视时要保持显示器高度与视线相平。眼与荧光屏的距离不应小于荧光屏对角线长度的 5 倍。在持续看电视 1 小时后要有一个短时间的休息。

8. 应多吃些富含维生素的各种蔬菜。胡萝卜含维生素B，对眼睛有好处。

【病案举例】

王某，女，12岁。2010年6月初诊。主诉：视物不清3年。现病史：患儿从9岁经家长发现视物不清，视力检查结果为远视力右0.5，左0.6；近视力右0.9，左0.7。平素身体健康。舌淡，苔白，脉浮数有力。诊断：近视（假性近视）。病机分析：患儿因阅读姿势不正确，常仰卧或侧卧看书，导致强用目力，劳伤气血。强用目力不但耗血伤气，而且使肝所主的经筋肌膜由于近距久视而疲弛，失其束敛目珠之作用，导致近视。治法：调和气血，疏通脉络。处方：按揉睛明、攒竹、分推坎宫，揉太阳、眼眶、四白、翳风，按风池，按揉天柱骨，按揉养老、中渚穴，推四横纹。

【按语】

假性近视多发生于青少年，视力可在数周或1～2个月内下降，适当休息后又可得到某种程度的恢复。真性近视为器质性改变，不能自然恢复。最可靠的鉴别诊断方法是睫状肌麻痹法：用睫状肌麻痹药放松调节，使睫状肌松弛，使眼处于静态屈光状态，再查视力及验光确定。具体方法（供参考）：用1%阿托品滴眼剂，每日1～2次，连续3～4天；0.5%托吡卡胺每5～15分钟1次，共6次。滴眼前、后分别查小孔镜下裸眼视力，若散瞳后视力不变为真性近视，视力增加为假性近视；验光有近视屈光度为真，无近视屈光度为假。推拿治疗假性近视有明显效果，对轴性近视有改善视力的作用。主要治法是调和气血，疏通脉络。

第四节 呕吐

呕吐是脾胃疾病的一个常见证候，是机体的一种本能反应，常因胃失和降，气逆于上，以致乳食由胃经口而出的一种病症。多因伤食、胃寒、胃热等引起。呕吐可见于多种消化道疾病中，如急性胃炎、胃肠功能紊乱等。本病无年龄限制，夏秋季节易于患病。治疗后，多数预后都良好。本病相当于西医学的急慢性胃炎、消化不良、胃肠功能紊乱等疾病。

【病因病机】

1. **伤食吐**　乳食不节，停滞中脘，胃失和降，浊气上逆，呕吐不消化食物，或胃不腐熟，脾失运化，宿食停积，呕吐酸馊乳食。

2. **热吐**　热结胃中，热则生火，即"诸逆冲上，皆属于火"。食入即吐。

3. **寒吐**　本证多属于禀赋不足，脾胃虚寒。体虚中寒则脾阳失展，运化失职，以致乳食停积，痰水潴留，久而上逆，发为呕吐，食久方吐。

西医学认为呕吐是机体的一种本能反应，可将食入胃内的有害物质排出体外，从而起到保护作用。但大多数情况并非如此，如急性胃炎、胃肠痉挛等，频繁而剧烈的呕吐可妨碍饮食，导致脱水引起电解质紊乱、酸碱平衡失调、营养障碍等，对机体危害更多。

【诊断要点及鉴别诊断】

1. 诊断要点

（1）多见于伤乳、伤食或腹部受寒后。

（2）呕吐、肚腹胀满。

（3）查体腹部膨胀、压痛。

2. 鉴别诊断

（1）**胃源性呕吐**：见于各型胃炎，有恶心先兆，进食后即吐，呕吐后常感轻松。

（2）**反射性呕吐**：见于腹腔脏器急性炎症，呕吐物有异味。

（3）**梗阻性呕吐**：呕吐隔餐或隔日食物，并含腐臭味，见于幽门梗阻；呕吐物为黄绿色液体，可有粪臭味，见于肠梗阻。

（4）**神经性呕吐**：喷射状呕吐，一般无恶心先兆，呕吐后也不感轻松。

【临床表现】

1. 伤食吐　呕吐酸馊频繁，口气秽臭，胸闷厌食，肚腹胀满，大便酸臭，或溏或秘，苔厚腻脉滑实，指纹滞。

2. 热吐　食入即吐，呕吐物酸臭，身热口渴，烦躁不安，大便臭秽或秘结，小便黄赤，唇色红而干，苔黄腻，指纹色紫。

3. 寒吐　饮食稍多即吐，时作时止，呕吐完谷不化，面色白，四肢欠温，腹痛喜暖，大便溏薄，舌淡薄白，指纹色红。

【治疗】

1. 伤食吐

（1）治法：消食导滞，和中降逆。

（2）处方：补脾经、揉板门、横纹推向板门、运内八卦各 200 次，揉中脘、分腹阴阳、按揉足三里各 100 次。

（3）方义：补脾经、揉中脘、按揉足三里，可健脾和胃以助运化；揉板门、运内八卦，可宽胸理气，消食导滞；分腹阴阳、横纹推板门，可降逆止呕。

2. 热吐

（1）治法：清热和胃，降逆止呕。

（2）处方：清脾经、清胃经、推天柱骨、退六腑各 200 次，运内八卦、横纹推向板门各 200 次，清大肠、推下七节骨各 100 次。

（3）方义：清脾经、清胃经，配推天柱骨，可清中焦积热，和胃降逆止呕；退六腑，加强清热作用；运内八卦、横纹推向板门，可宽胸理气，和胃止呕；清大肠，推下七节骨，可泻热通便，使胃气得以通降下行。

3. 寒吐

（1）治法：温中散寒，和胃降逆。

（2）处方：补脾经、揉中脘、推天柱骨、横纹推向板门各 200 次，揉外劳宫、推三关各 100 次。

（3）方义：补脾经、揉中脘可健脾和胃，温中散寒，降逆止呕；推天柱骨可和胃降逆，祛寒止呕；配横纹推向板门，善止呕吐；推三关、揉外劳宫，可温阳散寒以加强温中作用。

【预防与护理】

1. 呕吐较重时应暂时禁食4～6小时或6～8小时。可适当饮生姜水或米汤，必要时静脉输液。

2. 禁食过后宜食用清淡易消化食物，注意量宜少，食物种类不宜过杂。

3. 保持安静，注意体位，防止呕吐物吸入气管。

4. 乳婴儿注意喂养，包括乳汁量、浓度、喂养姿势等。

【病案举例】

刘某，男，5岁。2003年3月初诊。主诉（家长代诉）：食入即吐2天。现病史：患儿2天前开始食入即吐，恶心，伴呕吐物酸臭，身热口渴，烦躁不安，大便臭秽或秘结，小便黄赤。查体：唇色红而干，苔黄腻，指纹色紫。诊断：呕吐。证属：热吐。病机分析：患儿热结胃中，热则生火，所谓："诸逆冲上，皆属于火。"食入即吐。治法：清热和胃，降逆止呕。处方：清脾经，清胃经，清大肠，退六腑，运内八卦，横纹推向板门，推天柱骨，推下七节骨。

【按语】

古人称有声有物谓之呕，有物无声谓之吐，有声无物谓之哕。而呕吐常同时出现，故合称呕吐。推拿对于小儿呕吐的疗效较好，排除其他器质性病变后，可作为首选方法。呕吐较重者可适当配合中西药物治疗。另外，小儿胃脏娇嫩，贲门松弛，如果喂养不当，吸入过多空气，或喂乳过多，出现乳后有少量乳汁倒流口腔，从口角溢出，此称为溢乳，不属于病态。

第五节 流涎

流涎是指小儿唾液过多而引起口涎外流的一种常见病症。多由于饮食不当，如喂养母乳过热，而致脾胃湿热，熏蒸于口，或脾胃虚弱、固摄失职等引起唾液从口内外流而发病。流涎多见于口腔疾患中，如小儿口、咽黏膜炎症等均可引起。本病一年四季都可发生，尤以夏季为多。多见于1岁左右的婴儿，常发生在断奶前后。早期推拿治疗效果良好，多数预后良好，部分可反复发作。本病相当于西医学的口腔咽黏膜炎等疾病。

中医古籍中对本病有专门记载。《素问·宣明五气》曰："脾为涎。"脾胃虚弱，脾胃湿热或内有虫积，脑瘫或癫痫病发作，均可致口角流涎。

【病因病机】

1. 先天脾虚之涎　先天不足，后天失养，脾胃虚弱，固摄失职，口液外流。

2. 后天脾热之涎　后天所喂之母乳过热，或嗜食辛辣之物，以致脾胃湿热，熏蒸于口，流涎不止。

西医学认为，当患口腔黏膜炎症以及神经麻痹、延髓麻痹、脑炎后遗症等神经系统疾病时，因唾液分泌过多，或吞咽障碍所致。

【诊断要点及鉴别诊断】

1. 诊断要点

（1）多见于1岁左右的婴儿，常发生在断奶前后。

（2）口水较多，不自主流出。

（3）出生后4～6个月多为生理性流涎。

（4）检查有无口腔疾患及神经疾患。

2. 鉴别诊断

（1）生理性流涎：食物刺激，小儿出生4～6个月，口中没有牙齿，舌短而宽，食物刺激后易流口水；乳牙萌生，刺激牙龈感觉神经产生口水。

（2）病理性流涎：腮腺损伤、口腔炎、神经系统疾患等引起。

【临床表现】

1. 脾胃湿热　流涎黏稠，口气臭秽，食欲不振，腹胀，大便秘结或热臭，小便黄赤，舌红，苔黄腻，脉滑数，指纹色紫。

2. 脾胃虚弱　流涎清稀，口淡无味，面色萎黄，肌内消瘦，懒言乏力，饮食减少，大便稀薄，舌淡，苔薄白，脉虚弱，指纹淡红。

【治疗】

1. 脾胃湿热

（1）治法：清脾胃湿热。

（2）处方：清脾经、清胃经、清大肠、清天河水各200次，掐揉四横纹、掐揉小横纹各200次，揉总筋、摩腹各100次。

（3）方义：清脾经、清胃经、清大肠、清天河水以清脾胃之湿热；掐揉四横纹、掐揉小横纹有消胀、散结、调和脾胃之功能；揉总筋能清心火，消口舌生疮之患；摩腹能理气健脾，改善脾胃之功能。

2. 脾胃虚弱

（1）治法：健脾益气，固摄升提。

（2）处方：补脾经、补肺经、补肾经各200次，运内八卦、推三关、摩腹、揉足三里、揉百会各100次，捏脊30次。

（3）方义：补脾经、补肺经、补肾经调理先天之不足，益气健脾；运内八卦、推三关能补气行气，助阳散寒；揉百会能固摄升提；摩腹、揉足三里、捏脊能健脾胃、消食，是小儿重要的保健方法。

【预防与护理】

1. 患该症后，大人不宜用手捏患儿腮部。

2. 患儿下颌部及前颈、胸前部宜保持干燥。

3. 忌食过咸、过酸食物，及辛辣刺激之品，饮食宜清淡，多食富含维生素、蛋白质的食物。

【病案举例】

郑某，男，7个月。2004年9月初诊。主诉（家长代诉）：口水多2个月。现病史：患儿2个月前口水异常增多，伴流涎黏稠，口气臭秽，食欲不振，腹胀，大便臭，小便黄赤。查体：舌红，苔黄腻，脉滑数，指纹色紫。诊断：流涎。证属：脾胃湿热。病机分析：后天喂食母乳过热，或嗜食辛辣之物，以致患儿脾胃湿热，熏蒸于口，流涎不止。

治法：清脾胃湿热。处方：清脾经、清胃经、清大肠、清天河水、掐揉四横纹、掐揉小横纹、揉总筋、摩腹。

【按语】

推拿对于本症效果好，能改善症状，达到治愈。由于婴儿的口腔浅，不会节制口腔的唾液，在新生儿期，唾液腺不发达，到第 5 个月以后，唾液分泌量增加，6 个月时，牙齿萌出，对牙龈三叉神经的机械性刺激而致唾液分泌增多，流涎增多，均属生理现象，不应视作病态。

第六节　便秘

便秘是指大便秘结不通，排便时间延长，或欲大便而排时不爽，坚涩难于排出。便秘本身不是一个独立的疾病，是某种疾病的一个症状，既可单独出现，又可继发于其他疾病过程之中。单独出现的便秘，多为习惯性便秘，与体质、饮食习惯及生活无规律有关；突然改变生活环境，或过食辛辣香燥，或饮食过于精细，均可发生一时性便秘。作为疾病过程中所表现出来的便秘，多见于某些器质性疾病，如先天性巨结肠。本症相当于西医学中的功能性便秘。

【病因病机】

1. 邪滞大肠　素体阳盛，或热病之后，余热留恋，或肺热肺燥，下移大肠，或过食厚味辛辣，或过服热药，均可致肠胃积热，耗伤津液，肠道干涩失润，粪质干燥，难于排出，形成所谓的"热秘"。

2. 气虚津亏　饮食劳倦，脾胃受损；或素体虚弱，阳气不足；或病后体虚，正气未复；或过食生冷，损伤阳气；或苦寒攻伐，伤阳耗气，均可导致气虚阳衰，气虚则大肠传导无力，阳虚则肠道失于温煦，阴寒内结，便下无力，使排便时间延长，形成便秘。

【鉴别诊断】

便秘如伴剧烈腹痛、腹胀及呕吐等症状，常提示为急性便秘，应考虑有肠梗阻的可能。肠梗阻时，腹部听诊多可闻及肠鸣音亢进或闻及呈高调的金属音，至晚期可发生肠麻痹，应及时会诊及转诊。

【临床表现】

1. 实秘 大便干结，食少，腹胀腹痛，口干口臭，面红身热，心烦不安，多汗，时欲饮冷，小便短赤，苔黄厚，指纹色紫，为肠胃积热；大便干涩，难以排出，腹中攻满，喜温恶寒，四肢不温，或呃逆呕吐，苔白，指纹色淡，为阴寒积滞。

2. 虚秘 虽有便意，但临厕努挣难排，汗出，气短乏力，面白神疲，肢倦懒言，苔薄白，指纹色淡，为气虚便秘；大便干结，努挣难下，面白无华，口干心烦，潮热盗汗，为血虚津亏之便秘。

【治疗】

1. 实秘

（1）治法：调理脾胃，消积导滞。

（2）处方：清大肠、摩腹各 300 次，清脾经、补脾经（先清后补）、退六腑、运内八卦各 200 次，按揉膊阳池、推下七节骨各 100 次，按揉足三里、搓摩胁肋、捏脊各 20 次。

（3）方义：清补脾经、摩腹、捏脊、按揉足三里具有健脾助运之功；运内八卦、搓摩胁肋能疏肝理气、调理脾胃；清大肠、退六腑、按揉膊阳池及推下七节骨能消积导滞。

2. 虚秘

（1）治法：健脾益气，养血滋阴。

（2）处方：补脾经、推三关、摩腹各 300 次，补肾经、清大肠各 200 次，按揉膊阳池、揉上马、按揉足三里、捏脊各 20 次。

（3）方义：补脾经、推三关、摩腹、捏脊、按揉足三里，能健脾调中，益气养血；补肾经、清大肠、按揉膊阳池及揉上马，能滋阴润燥。

【预防与护理】

1. 对于以奶粉喂养为主的婴幼儿，奶粉宜调稀一些，并加适量果汁或蔬菜汁。对于断奶后的小儿，主食不宜过于精细，鼓励宝宝多吃富含纤维的蔬菜及香蕉、梨、苹果等水果，并多饮水。

2. 少食辛辣香燥等易于上火之品。

3. 养成良好的定时排便的习惯，改掉拿着书如厕等不良习惯。

4. 积极锻炼身体，多运动，保持每天有足够的运动量。

5. 及时治疗原发疾病，如先天性巨结肠、过敏性结肠炎等。

6. 小儿便秘除了可采用推拿治疗外，还可配合食疗及药物治疗。食疗的方法有：蜂蜜 10g、食盐 1g，冲温开水适量于睡前一次服下。一时性便秘者也可食用 1～2 个熟香蕉，可起到润肠通便作用。对于以奶粉喂养为主的小儿，可增加水量、加喂果汁。便秘需应急治疗时，可考虑临时使用开塞露，但不能作为长期用药。中药可采用麻子仁丸及肥儿丸等治疗。

【病案举例】

李某，男，5 岁。2008 年 10 月 20 日初诊。主诉（家长代诉）：大便 3 天未解，腹胀、心烦不安 1 天。现病史：患儿平素有偏食习惯，饮食过于精细，喜食辛辣味重之物，吃饭时只用少许肉食菜类下饭，不爱吃水果、蔬菜类食物。现症见：大便不解，食少腹胀，时有腹部胀痛，口干口臭，心烦不安，时欲饮冷，小便短赤。检查：腹膨，腹软，无压痛及反跳痛，舌质红，苔黄厚，指纹色紫。诊断：便秘。证属：肠胃积热之实秘。病机分析：因过食厚味辛辣，致肠胃积热，耗伤津液，肠道干涩失润，故大便难于排出，腹中胀满或胀痛；糟粕内停，脾气不运，故食少；积热熏蒸于上，故口干口臭；热盛于内，故心烦不安，时欲饮冷；热移于膀胱，故小便短赤。舌质红，苔黄厚，指纹色紫，均为热已伤津化燥之征。治法：调理脾胃，消积导滞。处方：清胃经，补脾经，清大肠，退六腑，运内八卦，按揉膊阳池，摩腹，捏脊，按揉足三里，推下七节骨，搓摩胁肋。并嘱患儿多吃蔬菜、多喝水。

【按语】

推拿对于单纯性便秘疗效较好。摩腹及推下七节骨具有较好的通便作用，尤其适应于实秘患儿。应用摩腹手法时，手法宜轻，时间稍长。临床上如推拿治疗一两次而疗效欠佳时需配合中药治疗。部分患儿可能是由于先天性巨结肠引起，推拿仅仅是辅助治疗，因此必要时需到胃肠外科诊治。由于腑气不通，浊气不降，便秘常可引起腹胀腹痛，头昏脑涨，食欲减退，睡眠不安等症，便秘日久可引起肛裂。

第七节　腹泻

腹泻是以大便次数增多，粪质稀薄或如水样为特征的一种小儿常见病。本病一年四季均可发生，尤以夏、秋两季发病为多。发病年龄以婴幼儿为主，其中以 6 个月～ 2 岁以下的小儿发病率高。本病轻者如治疗得当，预后良好；重者下泄过度，易见气阴两伤，甚至阴竭阳脱；久泻迁延不愈者，则可影响小儿的营养和发育。重症患儿还可以产生脱水、酸中毒等一系列严重症状，甚至危及生命，故临诊务必注意。本病相当于西医学的急、慢性肠炎及胃肠功能紊乱等疾病。

【病因病机】

引起小儿腹泻的主要原因有感受外邪、饮食所伤和脾胃虚弱等。病变主要在脾，病机因素主要是湿，脾虚湿盛、脾胃运化功能失调是导致腹泻的关键。因胃主受纳，腐熟水谷，脾主运化水湿和水谷精微，若脾胃受病，则饮食入胃之后，水谷不化，精微不布，清浊不分，合污而下，致成腹泻。故《幼幼集成·泄泻证治》说："夫泄泻之本，无不由于脾胃。盖胃为水谷之海，而脾主运化，使脾健胃和，则水谷腐化而为气血以行荣卫。若饮食失节，寒温不调，以致脾胃受伤，则水反为湿，谷反为滞，精华之气不能输化，乃致合污下降，而泄泻作矣。"

1. **感受外邪** 外邪六淫伤人，肠胃功能失调，均能使人腹泻，但其中以湿邪为主，即《难经》所谓："湿多成五泄。"小儿脏腑柔嫩，肌肤薄弱，卫外不固，且冷暖不知自调，更易为外邪侵袭而发病。由于时令气候不同，长夏多湿，故外感腹泻以夏秋多见，其中又以湿热泻最常见，而风寒致泻则四季均有。

2. **内伤乳食** 小儿脾常不足，运化力弱，加之喂养不当，饮食失节或不洁，过食生冷瓜果或油腻等难于消化之食物，皆能使脾胃损伤，运化失职，不能腐熟水谷而发生腹泻。

3. **脾胃虚弱** 脾主运化，胃主受纳，小儿素体脾虚，或久病迁延不愈，脾胃虚弱，胃弱则腐熟无能，脾虚则运化失职，不能受纳水谷和运化精微，清气下陷，水谷糟粕混杂而下，形成脾虚泄泻。亦有暴泻实证，失治误治，迁延不愈，如风寒、湿热外邪虽解而脾胃损伤，转成脾虚泄泻者。

【诊断与鉴别诊断】

1. 腹泻的诊断要点

（1）有乳食不节或饮食不洁，及感受风寒、时邪病史。

（2）大便次数增多，粪质清稀，甚则如水样。粪呈淡黄色或清水样；或夹奶块及不消化物，如同蛋花汤；或黄绿稀溏，或色褐而臭，夹少量黏液。可伴有恶心、呕吐、腹痛、发热、口渴等症。

（3）重症腹泻，可见小便短少、高热烦渴、神疲萎靡、皮肤干瘪、囟门凹陷、目眶下陷、啼哭无泪等脱水征，以及口唇樱红、呼吸深长、腹胀等酸碱平衡失调和电解质紊乱的表现。

（4）大便镜检可有脂肪球或少量白细胞、红细胞。

（5）大便病原学检查：可有轮状病毒等病毒检测阳性，或致病性大肠杆菌等细菌培养阳性。

2. 鉴别诊断痢疾（细菌性痢疾） 急性起病，便次频多，大便稀，有黏冻脓血，腹痛明显，里急后重。大便常规检查脓细胞、红细胞多，可找到吞噬细胞；大便培养有痢疾杆菌生长。

【临床表现】

1. **寒湿泻** 泻下清稀，甚至如水样，色淡不臭，腹痛肠鸣，脘闷食少，或兼有恶寒发热，鼻塞头痛，小便清长，苔薄白或白腻，脉濡缓，指纹色红。

2. **湿热泻** 大便水样，或如蛋花汤样，气味秽臭；或见少许黏液，泻下急迫，势如水注；或泻而不爽，腹痛时作，食欲不振；或伴呕恶，神疲乏力；或发热烦躁，口渴，小便短赤，舌质红，苔黄腻，脉滑数，指纹紫。

3. **伤食泻** 腹痛肠鸣，泻后痛减，大便稀溏，夹有乳凝块或食物残渣，气味酸臭，或臭如败卵，脘腹痞满，嗳气酸馊，或有呕吐，不思乳食，夜卧不安，舌苔垢浊或厚腻，或微黄，脉滑实，指纹滞。

4. **脾虚泻** 大便时溏时泻，色淡不臭，多于食后作泻，时轻时重，反复发作，稍有饮食不慎，大便次数即增多，夹见水谷不化。饮食减少，脘腹胀闷不舒，面色萎黄，肢倦乏力，形体消瘦，舌淡苔白，脉缓弱，指纹淡。

【治疗】

1. 寒湿泻

（1）治法：散寒化湿，温中止泻。

（2）处方：推三关、揉外劳宫、摩腹、补脾经、补大肠各300次，揉龟尾100次。

（3）方义：推三关、揉外劳官温中散寒；补脾经、补大肠与摩腹能健脾化湿；揉龟尾能理肠止泻。全方共奏散寒化湿、温中止泻之功。

2. 湿热泻

（1）治法：清热利湿，分利止泻。

（2）处方：清大肠、退六腑各300次，清脾经、补脾经、清胃经各200次，推下七节骨、揉龟尾各100次。

（3）方义：清大肠、退六腑能清泻肠道湿热；清胃经及清补脾经能泻脾胃湿热；推下七节骨能泻热通便；揉龟尾能理肠止泻。全方共奏清热利湿、分利止泻之功。

3. 伤食泻

（1）**治法**：消食导滞，助运止泻。

（2）**处方**：补脾经、运内八卦、摩腹各 300 次，清胃经、清大肠、退六腑各 200 次，揉龟尾 100 次。

（3）**方义**：补脾经能健脾消食；运内八卦能消宿食、降胃逆；摩腹善消宿食；清胃、清大肠及退六腑能清胃热、消食导滞；揉龟尾能理肠止泻。全方共奏消食导滞、助运止泻之功。

4. 脾虚泻

（1）**治法**：健脾益胃，温阳止泻。

（2）**处方**：补脾经、补大肠、摩腹各 300 次，揉外劳宫 200 次，推上七节骨、揉龟尾各 100 次，捏脊 20 次。

（3）**方义**：补脾经与补大肠能健脾益气；揉外劳宫温中健脾；摩腹、捏脊能温阳消食；推上七节骨、揉龟尾能理肠止泻。

【预防与护理】

1. 注意饮食卫生，食物应新鲜、清洁，不吃生冷、变质及不干净的食物，不暴饮暴食。饭前、便后要洗手，餐具要卫生。同时要乳食有节、饥饱有度。

2. 提倡母乳喂养，不宜在夏季及小儿有病时断奶，遵守添加辅食的原则，注意科学喂养。

3. 加强户外活动，注意气候变化，防止感受外邪，尤其要避免腹部受凉。

4. 适当控制饮食，减轻脾胃负担。吐泻严重及伤食泄泻的患儿暂时禁食，以后随着病情好转，逐渐增加饮食量。忌食油腻、生冷及不易消化的食物。

5. 保持皮肤清洁干燥，勤换尿布。每次大便后，要用温水清洗臀部，并扑上爽身粉，防止发生红臀。

6. 密切观察病情变化，及早发现腹泻变证，一旦出现高热等变证应抓紧时间，及时采用中西药物治疗。

【病案举例】

韦某，女,9个月。2009 年 3 月 16 日初诊。主诉（家长代诉）：腹泻 5 天。现病史：因天气时冷时热致夜间腹部受寒引起腹泻，每日 8 ～ 10 次，泻下清稀，色淡不臭，饮食尚可。检查：腹软无压痛，苔薄腻，脉濡缓，指纹色红。诊断：腹泻。证属：寒湿泻。病机分析：外感寒湿之邪，侵袭肠胃，使脾胃功能失调，运化失常，水谷不化，清浊不分，故腹泻清稀。指纹色红示为外感寒邪，苔薄腻，脉濡缓，为寒湿内盛之象。治法：散寒化湿，温中止泻。处方：补脾经，推三关，补大肠，揉外劳宫，摩腹，揉龟尾。

【按语】

推拿对于由于乳食所伤及病毒感染所引起的腹泻疗效较好，推拿治疗一般每日 1 次，较重时可每日 2 次。一般治疗 3 ～ 5 天即可缓解。

脱水患儿要采用液体疗法。对于腹泻脱水的预防，及轻度、中度脱水，可采用口服补液；中度以上脱水或吐泻重或腹胀的患儿应当静脉补液。由于小儿稚阳未充、稚阴未长，患腹泻后较成人更易于损阴伤阳发生变证。重症腹泻患儿，泻下过度，易于伤阴耗气，出现气阴两伤，甚至阴伤及阳，导致阴竭阳脱的危重变证。若久泻不止，脾气虚弱，肝旺而生内风，可成慢惊风；脾虚失运，生化乏源，气血不足无以荣养脏腑肌肤，久则可致疳证。

第八节　腹痛

腹痛是指以胃脘以下、耻骨毛际以上部位发生疼痛为主要表现的病症。腹痛一证，最早见于《黄帝内经》，如《素问·举痛论》曰："寒气客于肠胃之间，膜原之下，血不得散，小络急引故痛""热气留于小肠，肠中痛，瘅热焦渴，则坚干不得出，故痛而闭不通矣"。腹痛为小儿常见证候，可见于任何年龄与季节，婴幼儿不能言语，多表现为无故啼哭，如《古今医统·腹痛》说："小儿腹痛之病，诚为急切。凡初生两三个月及一周之内，多有腹痛之患。无故啼哭不已或夜间啼哭之甚，多是腹痛之故。大都不外寒热二因。"后世一般将腹痛分为寒、热、虚、实4大类，较便于掌握。导致腹痛的疾病很多。西医学中的胰腺炎、肝炎、胆道疾病、肠梗阻、肠套叠、阑尾炎、腹膜炎、溃疡病穿孔、肠道寄生虫病、急性肾盂肾炎、泌尿系结石、腹腔淋巴结炎等腹部器质性疾病均可出现腹痛。本节所讨论的腹痛主要为功能性腹痛，功能性腹痛主要为再发性腹痛，占腹痛患儿总数的50% ～ 70%。

【病因病机】

1. 感受寒邪　由于护理不当，衣被单薄，腹部为风寒所侵，或因过食生冷瓜果，中阳受戕。寒主收引，寒凝气滞，则经络不畅，气血不行，不通则痛。《素问·举痛论》说："寒气客于肠胃之间，膜原之下，血不得散，小络急引故痛。"说明寒邪内侵，气滞血凝，可以引起腹痛。

2. 乳食积滞　小儿脾常不足，运化力弱，乳食又不知自节，故易伤食。或因过食油腻厚味，或强进饮食、临卧多食或误食变质不洁之物，致食积停滞，郁积胃肠，气机壅塞，痞满腹胀腹痛。或平时过食辛辣香燥、膏粱厚味，胃肠积滞，或积滞日久化热，肠中津液不足致燥热秘结，使气机受阻，腑气通降不利，从而发生腹痛。《素问·痹论》曰："饮食自倍，肠胃乃伤。"说明饮食不节是导致腹痛的重要因素。

3. 虫积　由于感染蛔虫，扰动肠中，或窜行胆道，或虫多而扭结成团，阻止气机，不通则痛。

4. 脾胃虚寒　素体脾胃虚弱，脏腑虚冷，或久病脾虚，致使脾阳不振，运化失职，寒湿内停，损伤阳气。阳气不振，温煦失职，阴寒内盛，气机不畅，腹部绵绵作痛。《诸病源候论·腹病诸候》说"久腹痛者，脏腑虚而有寒，客于腹内，连滞不歇，发作有时。"说明阳气素虚，脏腑虚寒，其腹痛久延不愈。

【临床表现】

1. 寒痛　腹部拘急疼痛，阵阵发作，常于受凉或饮食生冷后发生，痛处喜暖，得温则舒，遇寒痛加，面色苍白，痛甚者，额冷汗出，唇色紫黯，肢冷，或兼吐泻，小便清长，舌淡红，苔白滑，脉沉弦紧，指纹色红。

2. **伤食痛**　以脘腹胀满、疼痛拒按和不思乳食为主要临床表现，有伤乳伤食病史，伴嗳腐吞酸，或腹痛欲泻，泻后痛减，或大便秘结，或时有呕吐，吐物酸馊，粪便秽臭，夜卧不安，时时啼哭，舌淡红，苔厚腻，脉滑实，指纹紫滞。

3. **虫痛腹痛**　突然发作，以脐周为甚，时作时止，伴嘈杂吐涎，有时可在腹部触到蠕动之块状物，时隐时现，有便虫病史，形体消瘦，食欲不佳，或嗜食异物。如蛔虫窜行胆道则痛如钻顶，时作时止，伴见呕吐，甚至吐出蛔虫。

4. **虚寒腹痛**　起病缓慢，腹痛绵绵，喜按喜温，病程较长，反复发作，面色少华，精神倦怠，手足清冷，乳食减少，或食后腹胀，大便稀溏，唇舌淡白，脉沉缓，指纹淡红。

【治疗】

1. 寒痛

（1）治法：温中散寒，理气止痛。

（2）处方：补脾经、摩腹各 300 次，揉一窝风、揉外劳宫各 200 次，拿肚角 20 次。

（3）方义：补脾经、摩腹能温中健脾；揉一窝风可散寒止痛，善治感寒腹痛；揉外劳宫能温中散寒；拿肚角行气止痛。

2. 伤食痛

（1）治法：消食导滞，行气止痛。

（2）处方：补脾经、清大肠、摩腹各 300 次，运内八卦、清板门、推四横纹各 200 次，拿肚角 20 次。

（3）方义：补脾经健脾消食；清大肠可清肠胃食积，通腑止痛；运内八卦、推四横纹能消食化滞，理气止痛；清板门可清胃热，通调三焦之气以止痛；拿肚角行气止痛。

3. 虫痛

（1）治法：理气安蛔止痛。

（2）处方：摩腹 300 次，揉一窝风、揉外劳宫各 200 次，拿肚角各 20 次。

（3）方义：揉一窝风、揉外劳宫能温中安蛔，摩腹健脾行气，拿肚角理气止痛。

4. 虚寒腹痛

（1）治法：温中理脾，缓急止痛。

（2）处方：补脾经、摩腹各 300 次，揉外劳宫、运内八卦各 100 次。

（3）方义：补脾经健脾助运；揉外劳宫、摩腹能温中补虚，缓急止痛；运内八卦宽胸理气，调气助运。

【预防与护理】

1. 注意饮食卫生，勿多食生冷。

2. 注意气候变化，防止感受外邪，避免腹部受凉。

3. 餐后稍事休息，勿做剧烈运动。

4. 剧烈或持续腹痛者应卧床休息，随时查腹部体征，并作必要的其他辅助检查，以便作好鉴别诊断和及时处理。

5. 寒性腹痛者应温服或热服药液，热性腹痛者应冷服药液，伴呕吐者，药液要少量多次分服。

【病案举例】

张某，女，2 岁。2009 年 2 月 23 日初诊。主诉（家长代诉）：腹痛纳差反复半年余。现病史：平素体弱。近半年来出现食后腹胀，腹痛，腹痛绵绵，时轻时重，反复发作，腹痛时局部喜温喜按，食少纳差，大便稀溏。检查：腹软无压痛，面色无华，唇舌淡白，脉沉细，指纹淡红。诊断：腹痛。证属：脾胃虚寒。病机分析：患儿素体脾胃虚弱，中阳不足，脏腑失于温煦，故腹痛绵绵，中虚则生寒，寒气时聚时散，故腹痛时作时止，按压及遇暖则寒气散，故痛时喜按喜温。中焦虚寒则胃纳脾运无力，故食少纳差，大便稀溏。面色无华为气血化源不足。唇舌淡白，脉沉细，指纹淡红，皆为虚寒之象。治法：温中理脾，缓急止痛。处方：补脾经，揉外劳宫，运内八卦，摩腹。

【按语】

推拿对于一般功能性腹痛疗效很好。七八个月以内的婴儿，因其不能用语言表达而表现为哭闹，此时如无其他异常症状，极有可能是由于乳食所伤引起的伤食腹痛，家长或医生可双手交叉握牢，将小儿腹部置于交叉的双手中间，小儿呈拱桥状，医生轻轻上下振提，可达到很好的止痛效果，患儿哭闹即止。如夜间出现腹痛，可嘱家长运用捏脊手法操作于腹部，也可起到很好的止痛效果，患儿即可安静入睡。对于虫积引起的腹痛，推拿治疗只能暂时止痛，必须采用驱虫药治疗。对于某些由于器质性病变所引起的腹痛应注意鉴别诊断，对于一些急腹症须及时诊断，及时采用必要的外科治疗。

腹痛的中药外治及中成药治疗（供参考）：

（1）中药外治：①公丁香 3g，白豆蔻 3g，肉桂 2g，白胡椒 4g，共研细末，过 100 目筛，贮瓶备用。用时取药末 1～1.5g，填敷脐中，再外贴万应膏。用于腹部中寒证、脾胃虚寒证。②生葱头 250g，捣烂炒熟敷肚脐。用于脾胃虚寒证。

（2）中成药治疗：①藿香正气液：每次 5～10mL，一日 2～3 次。用于腹部中寒证。②纯阳正气丸：每次 1～2g，一日 1～2 次。用于腹部中寒证。③大山楂丸：每次 3g，一日 3 次。用于乳食积滞证。④木香槟榔丸：每次 1.5～3g，一日 2～3 次。用于乳食积滞证。⑤附子理中丸：每次 2～3g，一日 2～3 次。用于脾胃虚寒证。⑥元胡止痛片：每次 2～3 片，一日 2～3 次。用于气滞血瘀证。⑦越鞠丸：3～7 岁每次 2g，7 岁每次 3g，一日 2 次。用于气滞腹痛。

第九节　脱肛

脱肛是指以大便后或劳累、下蹲时直肠黏膜或直肠全层脱出肛外为主要表现的疾病，又称直肠脱垂。多见于 3 岁以下小儿，男女发病率相等，随着年龄增长，多可自愈。

临床上，将直肠黏膜从肛门口脱出的，称之为不完全性脱肛；直肠各层组织完全从肛门口脱出的，称之为完全性脱肛。完全性脱肛时间长了，如果不能复位，脱出的肠管就会充血、水肿、溃疡、出血。有时脱出的肠管发生嵌闭，脱出肠管呈紫黑色，必须及时处理。小儿脱肛多为直肠黏膜脱出的不完全性脱肛，便后可自然回复，少数需用手托回。

【病因病机】

1. 气虚下陷　多因患儿素体虚弱，肺脾气虚，中气不足，或久泻久痢，长期咳嗽，习惯性便秘，以及久病耗气，致使气虚下陷，摄纳无权，肛门松弛，脱垂不收而导致本病。

2. 湿热下注　大肠积热，湿热下注，气滞不宣，排便困难，迫肛外脱。

西医学认为，小儿发育未成熟，婴儿期脊柱发育较慢，骶曲尚未形成，直肠与肛管处于一条直线上，腹腔压直接由直肠传导到肛管，当增加腹压时，易引起直肠黏膜或直肠全层脱垂，这是婴儿发病的主要原因。因此，随着骶骨的发育完善，发病率也随之降低。此外，小儿直肠前陷凹和两侧陷凹过低，当增加腹压时，肠黏膜下移直接压迫直肠前壁，使直肠向下移位而发生直肠脱垂。此外，由于久病体弱或营养不良，括约肌松弛，可使盆底肌群和括约肌功能减弱、松弛无力，而失去对直肠支持固定作用，易引起直肠脱垂。

直肠脱垂常分为三度，具体如下：

Ⅰ度脱垂：为直肠黏膜脱出，脱出物为淡红色，长 3 ～ 5cm，触之柔软，无弹性，不易出血，便后可自然回复。

Ⅱ度脱垂：为直肠全层脱出，长 5 ～ 10cm，呈圆锥形，淡红色，表面为环状而有层次的黏膜皱襞，触之较厚，有弹性，肛门松弛，便后有时需用手回复。

Ⅲ度脱垂：直肠及部分乙状结肠脱出，长达 10cm 以上，呈圆柱形，触之较厚，肛门松弛无力。

【临床表现】

1. 气虚下陷　病发初起时，常于大便时出现脱肛，不肿痛，能自行收回。日久则脱出不收，须用手托回。伴面黄肌瘦，神疲乏力，纳呆，舌淡苔白，指纹色淡。

2. 湿热下注　肛门脱出不收，红肿疼痛。伴大便干结，或下痢脓血，便时用力努迫，哭闹不安，小便短赤，舌红苔黄腻，指纹色紫。

【治疗】

1. 气虚下陷

（1）治法：补中益气，升提固脱。

（2）处方：补脾经、补肺经、补大肠、推三关各300次，揉龟尾、推上七节骨、揉外劳宫各100次，按揉百会、捏脊各20次。

（3）方义：补脾经、补肺经、推三关、揉外劳宫及捏脊，能健脾益肺、补中益气；按揉百会能升阳提气，补大肠、推上七节骨能涩肠固脱，揉龟尾能理肠提肛。

2. 湿热下注

（1）治法：清热利湿，导滞固脱。

（2）处方：清脾经、清大肠、清小肠、退六腑各300次，揉外劳宫、揉龟尾、推下七节骨各100次。

（3）方义：清脾经、清小肠，能清利湿热；清大肠、退六腑，能清肠腑积热；揉外劳宫可升阳举陷固脱；揉龟尾可理肠提肛；推下七节骨能清热通便。

【预防与护理】

1. 及时治疗可能引起脱肛的原发疾病，如慢性腹泻、便秘及百日咳等。

2. 积极参加体育活动，及时补充和增加营养，以增强体质，改善肛门功能，增加肛门括约肌的收缩力。

3. 养成良好的定时排便习惯，要求尽快排出，切忌排便时间过长，便时不要看书、看报及用力努挣。

4. 患儿平时应多喝水，多吃蔬菜、水果，少食辛辣刺激性食物，尽量保持大便通畅。

5. 注意局部护理，保持肛门部清洁卫生。便后用温水洗净，并将脱出物揉托回纳；睡前也最好用温水清洗肛门部，如此既可保持局部清洁卫生，又可促进血液循环。

【病案举例】

王某，男，2岁。2009年10月3日初诊。主诉（家长代诉）：大便后肛门脱出反复3个月。现病史：患儿3个月前因腹泻20余天，经治愈后即出现大便后肛门脱出，便后有时能自行回纳，有时需由家长用手托回。饮食及二便尚可。检查：面色微黄，形体偏瘦，舌淡苔白，指纹色淡。诊断：脱肛。证属：气虚下陷。病机分析：因久泻后中气不足，气虚下陷，摄纳无权，肛门松弛导致本病。面色微黄，形体偏瘦，舌淡苔白，指纹色淡，均为脾气虚弱之征。治法：补中益气，升提固脱。处方：补脾经，补肺经，补大肠，推三关，揉外劳宫，按揉百会，捏脊，揉龟尾，推上七节骨。

【按语】

小儿脱肛多见于3岁以下，多由于先天不足（解剖结构的发育不全）造成，故随着年龄增长本病有自愈性，所以发生本病时首选保守治疗，且推拿对小儿脱肛具有较好的治疗作用，故可作为临床首选方法。由于小儿脱肛以气虚下陷之虚证居多，因此，可结合补中益气中药及艾灸百会、命门进行治疗，以提高临床疗效。

第十节　厌食

厌食是指儿童较长时期食欲不振，甚至拒食的一种病证。发病原因主要是由于喂养不当，导致脾胃不和，受纳运化失职。患儿一般精神状态较正常，病程长者，也可出现面色少华、形体消瘦等症，影响患儿生长发育，故应及时治疗。本病多见于1～6岁的儿童。《诸病源候论·小儿杂病诸候三·哺露候》："小儿哺乳不调，伤于脾胃，脾胃衰弱，不能饮食，血气减损，不荣肌肉而柴辟羸露。其脏腑之不宣，则吸吸苦热，谓之哺露也。"其记载"哺露"症状与厌食极为相似。

【病因病机】

1. 乳食不节　小儿喂养的原则应当是"乳贵有时，食贵有节"。饮食没有规律、没有节制可导致脾胃受伤，受纳运化功能减弱，出现食欲不振或厌恶乳食之症。

2. 痰湿滋生　乳母过食寒凉，小儿嗜食生冷瓜果，导致脾阳受伤，痰湿内生，壅阻中州，影响脾胃消化功能，出现厌食。

3. 虫积伤脾　小儿脾胃虚弱，食不洁饮食或有吮手指的习惯易患肠道虫证。虫积扰乱脾胃气机，影响消化吸收而致厌食。

4. 脾胃虚弱　小儿禀赋不足，后天失养，致使脾胃虚弱，或疾病迁延，损伤脾胃，使消化功能下降而致厌食。

【诊断要点及鉴别诊断】

1. 诊断要点

（1）以纳呆，甚则拒食为主症。

（2）面色少华，形体偏瘦，但精神尚好，活动如常。

（3）病程在 1 个月以上。

（4）有喂养不当，饮食失节，或病后失调史。

（5）排除因各种疾病、药物引起的食欲低下。

2. 鉴别诊断

（1）假性厌食症：必须先排除患儿是否患有感冒或内科慢性疾病，真正的厌食是指患儿长时期食欲不振，看到食物也不想吃，甚至拒吃，这种情形一般连续 1 个月以上才符合厌食症。

（2）缺铁性贫血：缺铁性贫血是小儿的多发病，缺铁除了对造血功能和细胞免疫功能造成影响外，还可引起胃酸减少，胃、十二指肠炎症，肠黏膜萎缩和吸收功能障碍等胃肠消化功能异常，影响小儿食欲，甚至生长发育。与小儿厌食症所表现的症状有一定的类似，所以必须多方排查，以免误诊。

（3）疳证：可由厌食或积滞发展而成，以面黄肌瘦，毛发稀疏，肚腹膨胀，青筋暴露，或腹凹如舟等为特征，病程较长，影响生长发育，且易并发其他疾患。

【临床表现】

1. 脾失健运　面色少华，不思纳食，或食物无味，拒进饮食，形体偏瘦，而精神状态一般。大小便均基本正常，舌苔白或薄腻，脉尚有力。

2. 胃阴不足　口干多饮而不喜进食或拒食，皮肤干燥，缺乏润泽，大便多干结，舌苔多见光剥，亦有光红少津者，质偏红，脉细数。

3. 脾胃气虚　精神疲惫，面色萎黄，全身乏力，不思乳食或拒食，若稍进食，大便中夹有不消化残渣，伴形体消瘦，易汗，舌质淡，苔白，脉细弱。

【治疗】

1. 脾失健运

（1）治法：和脾助运。

（2）处方：补脾经、摩中脘各 300 次，运内八卦、按揉脾俞、胃俞、肝俞各 200 次，掐揉四横纹 100 次。

（3）方义：补脾经、摩中脘健脾和中，运八卦配按揉脾俞、胃俞、肝俞和中消食，掐揉四横纹以增强运脾理气的作用。

2. 胃阴不足

（1）治法：滋阴养胃。

（2）处方：分腹阴阳、揉板门、补胃经各 300 次，补脾经、运内八卦、揉中脘各 200 次，按揉胃俞、三焦俞、肾俞穴各 100 次。

（3）方义：分腹阴阳、揉板门、补胃经养胃生津。补脾经、揉中脘、运内八卦健脾助运，按揉胃俞、三焦俞、肾俞以加强养胃生津作用。

3. 脾胃气虚

（1）治法：健脾益气。

（2）处方：补脾经、运内八卦各 300 次，补大肠、补肾经各 200 次，摩腹 100 次，捏脊 20 次。

（3）**方义**：补脾经、摩腹、运内八卦健脾和胃、益气生血；补大肠温中止泻；补肾经温养下元；捏脊能健脾和胃。

【预防与护理】

1. **保持合理膳食**　建立良好的进食习惯。动物食品含锌较多，需在膳食中保持一定的比例。此外可增加锌的摄入量，于 100g 食盐中掺入 1g 硫酸锌，使锌的摄入达到标准用量（约每日 10mg），食欲可以增加。如有慢性疾病和营养不良，须及早治疗。

2. **注重心理矫治**

（1）为孩子做出好榜样。事实表明，如果父母挑食或偏食，则孩子多半也是厌食者。

（2）注意引导。当孩子不愿吃某种食物时，大人应当有意识、有步骤地去引导他们品尝这种食物，既不无原则迁就，也不过分勉强。

（3）创造好的吃饭气氛。要使孩子在愉快心情下摄食。

（4）不要使用补药和补品去弥补孩子营养的不足，而要耐心讲解各种食品的味道及其营养价值。

【病案举例】

袁某，男，5岁，2010年3月初诊。主诉（家长代诉）：厌食1年半。现病史：面色㿠白，肌肉松软，经常感冒，爱出虚汗，不爱喝水，不爱吃饭，经常腹痛，吃多一点或是吃点凉东西就腹泻，大便不成形，每日大便2～3次。查体：面色少华，舌质淡，舌苔薄白，脉细弦。诊断：小儿厌食症。证属：脾胃气虚。病机分析：患儿禀赋不足，后天失养，致使脾胃虚弱，或疾病迁延，损伤脾胃，使消化功能下降而致厌食。舌质淡，舌苔薄白，脉细弦，均为脾胃气虚之征。治法：健脾益气。处方：补脾胃、补大肠、补肾经、运内八卦、摩腹、捏脊。

【按语】

小儿生长发育迅速，如果长期食欲不振，则使气血生化不足，抗病能力减退，诱发各种疾病，从而影响发育，严重者可转化为疳证。所以应该对本病引起足够的重视，并及早治疗。推拿治疗厌食症，方法简单，取效迅速，疗效良好，可作为首选疗法。同时还应配合良好的教育方法及心理矫治，让孩子养成良好的饮食习惯。

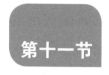

第十一节 疳积

疳积是以神萎、面黄肌瘦、毛发焦枯、肚大筋露、纳呆便溏为主要表现的儿科病证。

疳是指小儿因饮食失调，喂养不当，导致脾胃虚损，运化失权，以病程缓慢，形体消瘦，毛发枯焦，发育迟缓，神疲乏力为主要特征的疾病。故前人说疳为甘、为干，前者指病因，后指病证。

积是指小儿因伤乳食，导致乳食停滞不化，以不思乳食，食而不化，体重不增，大便不调为特征的疾病。积久不消，则转为疳，故有"无积不成疳""积为疳为之母"之说。

本病与西医学的营养不良不能同等对待，它们只是在某些方面有些相似，本病的临床表现多种多样，本文只介绍一般常见表现。

【病因病机】

1. 乳食伤脾　由于喂养不当或不足，饮食过量或无定时，饥饱无度，或缺乏营养，或过食甘甜油腻，损伤脾胃，积滞内停，水谷精微不能运化，积久不消，转而成疳。

《小儿推拿广意》说："大抵疳之为病，皆因过餐饮食，于脾家一脏有病不治，传之余脏而成五疳之疾。"《幼幼集成》曰："伤食一证，最关伤害，如遇近不治法成积成癖，治之不当则成疳成痨。"

2. 脾胃虚弱　小儿脾常不足，因伤乳食、久病、断乳致脾胃虚弱，无以生化气血精微，输布无能，而致疳积。《幼科铁镜》中指出："疳者干而瘦也，此由寒热失理，饮食不节，或因吐久泻久痢久疟久热久咳久以致脾胃亏损，亡失津液而成也。"《幼科推拿秘书》中说："五脏俱能成疳，先从脾伤而起。

【诊断要点及鉴别诊断】

1. 诊断要点

（1）疳证：①饮食异常，大便干稀不调，或脘腹膨胀等明显脾胃功能失调者。②形体消瘦，体重低于正常平均值的 15%～40%，面色不华，毛发稀疏枯黄，严重者干枯羸瘦。③兼有精神不振，或好发脾气，烦躁易怒，或喜揉眉擦眼，或吮指磨牙等症。④有喂养不当或病后饮食失调，及长期消瘦史。⑤因蛔虫引起者，谓之"蛔疳"，大便镜检可查见蛔虫卵。⑥贫血者，血红蛋白及红细胞减少。⑦出现肢体浮肿，属于营养性水肿者，血清总蛋白量大多在 45g/L 以下，血清白蛋白约在 20g/L 以下。

（2）积滞：①以不思饮食，食而不化，腹部胀满，大便溏泄或便秘为特征。②可伴有烦躁不安，夜间哭闹或呕吐等症。③有伤乳食史。④大便化验检查可见不消化食物残渣及脂肪滴。

2. 鉴别诊断

（1）厌食：因喂养不当，脾胃失运所致，以长期食欲不振，食量减少，厌恶进食为主症，无明显消瘦，精神尚可，一般预后较好。

（2）积滞：多因伤乳伤食，以不思饮食，食而不化，腹部胀满为主症，与疳证的形体消瘦明显不同。

【临床表现】

1. 积滞伤脾　形体消瘦，体重不增，腹部胀满，纳食不香，精神不振，夜眠不安，大便不调，常有恶臭，舌苔厚腻。

2. 气血两亏　面色萎黄或苍白，毛发枯黄稀疏，骨瘦如柴，精神萎靡或烦躁，睡卧不宁，啼声低小，四肢不温，发育障碍，腹部凹陷，大便溏泄，舌淡苔薄，指纹色淡。

【治疗】

1. 积滞伤脾

（1）治法：消积导滞，调理脾胃。

（2）**处方**：揉板门、揉中脘、分推腹阴阳、揉天枢各300次，推四横纹、运内八卦各200次，补脾经、按揉足三里各100次。

（3）**方义**：揉板门、揉中脘、分推腹阴阳、揉天枢消食导滞，疏调肠胃积滞；推四横纹、运内八卦加强以上作用，并能理气调中；补脾经、按揉足三里以健脾开胃，消食和中。

2. 气血两亏

（1）**治法**：温中健脾，补益气血。

（2）**处方**：补脾经、推三关各300次，运内八卦、掐揉四横纹、揉外劳宫、揉中脘、按揉足三里各200次，捏脊30次。

（3）**方义**：补脾经、推三关、揉中脘、捏脊温中健脾，补益气血，增进饮食；运内八卦、揉外劳宫温阳助运，理气和血，并加强前4法的作用；掐揉四横纹主治疳积，配按揉足三里调和气血，消导积滞。

3. 其他

加减五心烦热，盗汗，舌红光剥，阴液不足者，宜推三关、揉外劳宫，加补肝经，补肾经，运内劳宫；烦躁不安，目赤多泪加清肝经；若有咳嗽痰喘，加推肺经，推揉膻中、肺俞；便溏者加补大肠；便秘者加清大肠，推下七节骨。

另外，可单用捏脊配合针刺四横纹治疗，效果也十分明显。

【**预防与护理**】

1. 注意调养。在喂养方面，应注意遵循先稀后干，先素后荤，先少后多，先软后硬的原则。

2. 注意营养搭配。

3. 必要时应中西医结合治疗，特别是对原发病、消耗性疾病的治疗。

【**病案举例**】

孙某，男，3岁。2005年12月1日初诊。主诉：形体消瘦，便溏2年余。现病史：患儿6个月时曾患肺炎，经抗生素治疗后出现腹泻，呈水样便，伴有未消化食物，3个月后腹泻有所好转，饮食差，常自诉腹痛，2年来持续便溏。查：形体消瘦，神疲肢困，面色青黄，发色黄，鼻翼两侧发青，鼻根处可见青筋，腹部略膨隆，舌淡，苔白，脉沉细。诊断：疳积。证属脾胃虚弱。病机分析：小儿脾胃薄弱，幼时使用药物损伤脾胃，脾气不运，形成积滞；积滞日久，脾胃受伤，阻滞气机，乳食及水谷之精微无以运化，致营养失调，脏腑气血供应不足，渐至身体羸弱，气液亏损，而发为疳积；舌淡，苔白，脉沉细均为脾胃虚弱之征。治法：温中健脾，补益气血。处方：补脾经，运内八卦，掐揉四横纹，揉外劳宫，推三关，揉中脘，按揉足三里，捏脊。

【按语】

本病在古代被列为痧、痘、惊、疳中医儿科 4 大症之一。目前本病发病率已经明显下降，特别是重症病例已很少见。本病治疗应以调整脾胃为主，推拿是治疗本病的适宜疗法，如适当配合药粥食疗有助于减轻症状和促进康复。这里，介绍一些小儿疳积药粥，供参考。

山药粥：小米 100g，淘洗干净后与怀山药片 100g 一起入锅煮，至米烂。食用时加白糖适量有调补脾胃，滋阴养液功效。消食健脾粥：莲子、芡实、炒麦芽、扁豆各 15g，焦山楂 10g，神曲 6g，粳米 15g，研粉，加水适量熬粥。粥成加入白砂糖少许调味，趁温热服，有健脾养胃、消食化积功效。用于小儿面黄肌瘦、神烦气急、手足心热、纳呆腹胀等症。

第十二节　　肠套叠

一段肠管套入与其连续的、相邻近的肠管腔内而造成的肠腔梗阻称为肠套叠，是婴幼儿常见疾病。《灵枢·四时气》有"饮食不下，膈塞不通，邪在胃脘"之记载，后世医书所述"关格"和"肠结"的证候与本病颇为相似。

【病因病机】

肠为"传化之腑"，有传送消化，转输饮食营养之功能。肠的生理特点为

"泻而不止""动而不静""降而不升""实而不能满"，以通降下行为顺。若滞塞则上逆为病，不论气、血、寒、热、湿、食、虫等任何病因而造成的通降功能失常，使肠道气血瘀结，滞塞上逆即可发病。知识链接：肠套叠的诊断要点及鉴别诊断。

1. 诊断要点

（1）根据肠套叠四大主要症状：阵发性腹痛、呕吐、便秘、腹胀，及肠样肿块。一个或两个症状均要考虑该病，三个可确诊。

（2）对不明原因婴儿哭闹要引起足够的重视，早期便血未发生时可作直肠指检，观察指套上有无血便。

（3）B超：呈"同心圆"或"假肾"征。

（4）X线片：空气灌肠：用 50 ～ 60mmHg（8.0kPa）压力灌肠，气柱前端形成"杯口影""钳状阴影"或"葫芦状""哑铃状""球形"等。

2. 鉴别诊断

（1）坏死性小肠结肠炎：区别点，早期即有腹张、高热，脱水休克等症状。

（2）其他引起出血或梗阻疾病：梅克尔憩室出血，便秘，直肠脱垂，肠息肉，肿瘤等。

【临床表现】

本病临床上有痛、呕、胀、闭 4 大症状表现。阵发性剧烈腹痛，多在脐周或右下腹，患儿表现为突发大哭，面色苍白，出汗，下肢蜷缩。呕吐开始为乳汁、乳块、食物残渣，此后带有胆汁，晚期可吐出粪便样液体。腹胀，右侧腹部升、横结肠方向可触及腊肠形包块。大便不通，无肛门排气，腹部触诊可扪及肠样肿块，晚期可出现脱水，电解质紊乱，休克等现象。

【治疗】

（1）治法：调理肠道，启闭通滞。

（2）处方：摩腹、揉脐、揉中脘、分腹阴阳各 300 次。

摩腹、揉脐、揉中脘、分腹阴阳各 300 次。

（3）方义：通过以上手法，调理肠道，通滞启闭。若能在 X 线片透视下做手法操作，效果会更理想，因为能看到肠套叠的部位，从而指导手法方向。

（4）加减：疼痛剧烈时，可按压相应的背俞穴，如脾俞、胃俞、大肠俞或足三里等。

【预防与护理】

1. 注意饮食卫生，进食要定时定量，养成良好的排便习惯，避免便秘，勿过食生冷、寒凉之品。

2. 注意保暖，保护腹部勿受寒凉。

3. 密切观察病情变化，并准备好各种应急措施。

【病案举例】

郭某，女，8个月。2010年3月初诊。主诉（家长代诉）：突然大哭，面色苍白，出汗，下肢蜷缩伴呕吐2小时。现病史：患儿突然大哭，面色苍白，出汗，下肢蜷缩。呕吐开始为乳汁、乳块、食物残渣，此后带有胆汁，大便不通，无肛门排气。查：腹胀，右侧腹部升、横结肠方向可触及腊肠形包块。B超：呈"同心圆"。诊断：肠套叠。病机分析：患儿肠为"传化之腑"，有传送消化、转输饮食营养之功能。以通降下行为顺，现滞塞则上逆为病。治法：调理肠道，启闭通滞。处方：摩腹，揉脐，揉中脘，分腹阴阳。

【按语】

肠套叠是指一部分肠管套入相邻的肠管之中。在我国本病占婴儿肠梗阻的首位。男孩发病率较高。本病可分原发性和继发性两种，小儿肠蠕动活跃，在添加辅食的年龄，可因肠蠕动紊乱而发生肠套叠。本文所述的小儿肠套叠属于原发性肠套叠。推拿手法解除早期肠套叠后则症状可马上缓解，若症状不缓解则可采取其他疗法甚至手术治疗。

第十三节　遗尿

遗尿是指 3 岁以上的小儿在睡眠中不知不觉小便自遗，醒后方觉的一种病证。多见于 10 岁以下儿童。3 岁以下儿童，由于脑髓未充，智力未健，或正常的排尿习惯尚未养成，而产生尿床者不属病理现象。遗尿必须及早治疗，如病延日久就会妨碍儿童的身心健康，影响发育。

【病因病机】

1. 先天不足　儿童遗尿，多为先天肾气不足、下元虚冷所致。《诸病源候论》曰："遗尿者，此由膀胱虚寒，不能约水故也。"肾主闭藏，开窍于二阴，职司二便，与膀胱互为表里；如肾与膀胱之气俱虚，不能制约水道，而发生遗尿。

2. 后天失养　脾肺虚损，气虚下陷，也可以出现遗尿。尤在泾说："脾肺气虚，不能约束水道而病为不禁者，《金匮》所谓上虚不能制下者也。"饮食入胃，经脾的运化散精，上归于肺，然后通调水道，下输膀胱，保持正常的排尿功能。肺为水之上源，属上焦，脾为中焦。脾肺气虚，则水道约制无权，而发生遗尿。

3. 骶骨隐性裂　椎体不融合，引起的遗尿，这在临床上比较常见，反复尿床，久治不愈时，考虑是骶椎隐性裂，可以拍 X 线片验证确诊。根据情况确定治法。

【诊断要点及鉴别诊断】

1. 诊断要点　发病年龄在 3 岁以上，夜间不能自主控制排尿而经常尿床。睡眠较深，不易唤醒。尿常规及尿培养无异常发现。

2. 鉴别诊断　白日尿频综合征为儿科常见病，多发于冬、春和秋、冬季节交换时期，患儿小便频数，每日多达数十次，尿急，如厕则淋漓不爽，甚至点滴而出，尿时无痛感，入睡后尿量多无异常，且晚上一般不会尿床，尿常规检查无异常或仅有白细胞少许，大部分患儿因惊吓紧张或发病后诱发。

【临床表现】

1. 肺脾气虚 夜间遗尿，日间尿频量多，经常感冒，面色少华，神疲乏力，纳呆，大便溏薄，舌质淡红，苔薄白，脉沉无力。

2. 肾阳不足 寐中多遗，小便清长，面色苍白，四肢不温，智力较同龄儿稍差，舌质淡，苔白滑，脉沉无力。

3. 心肾不交 梦中遗尿，寐不安宁，烦躁叫嚷，白天多动少静，或五心烦热，形体消瘦，舌质红，苔薄少津，脉细数。

4. 肝经湿热 寐中遗尿，小便量少色黄，性情急躁，梦多，舌质红，苔黄腻，脉滑数。

【治疗】

1. 肺脾气虚

（1）治法：健脾益肺，固摄膀胱。

（2）处方：补脾经、补肺经、推三关各300次，按揉百会200次，揉丹田、擦腰骶部各100次。

（3）方义补脾经、补肺经、推三关健脾益气，补肺脾之气虚；按揉百会，温阳提；揉丹田、擦腰骶部以温补肾气，固涩下元。

2. 肾阳不足

（1）治法：温补肾阳，固摄膀胱。

（2）处方：补肾经、推三关、揉外劳宫、揉丹田、揉肾俞、揉命门、擦腰骶部各200次，按揉百会100次。

（3）方义：补肾经、揉丹田、揉肾俞、揉命门、擦腰骶部，温补肾气以壮命门之火，固涩下元；推三关、揉外劳宫，温阳散寒以加强温补肾气、固涩下元之力；按揉百会，温阳升提。

3. 心肾不交

（1）治法：清心滋肾，安神固摄。

（2）处方：清心经、清小肠、补肾经各300次，清天河水、揉二马、捣小天心、揉五指节、揉膀胱俞、按揉三阴交各 200 次。

（3）方义：清心经、清小肠、补肾经，以清心滋肾；清天河水、揉二马清热滋阴；捣小天心、揉五指节，镇心安神；揉膀胱俞、按揉三阴交，固摄膀胱，通调水道。

4. 肝经湿热

（1）治法：清热利湿，泻肝止遗。

（2）处方：清肝经、清心经、清小肠各 300 次，清天河水、揉二马、揉内劳宫、揉膀胱俞、按揉三阴交各 200 次。

（3）方义：清肝经、清小肠、清心经，以清热利湿，湿热自小便而解；清天河水、揉二马、揉内劳宫，清热滋阴；揉膀胱俞、按揉三阴交，固摄膀胱，通调水道。

【预防与护理】

1. 使儿童养成按时排尿的卫生习惯，及合理的生活习惯，不使其过度疲劳。

2. 已经发生遗尿者，要给予积极的治疗和适当的营养，并注意休息；临睡前 2 小时最好不要饮水；少吃或不吃流质类食品。

3. 夜间入睡后，家长应定时叫其起床排尿。

【病案举例】

唐某，女，7 岁。2011 年 6 月初诊。主诉（家长代诉）：夜间经常尿床。现病史：寐中多遗，小便清长，智力较同龄儿稍差，四肢不温。查体：面色苍白，舌质淡，苔白，脉沉无力。诊断：遗尿。证属：肾阳不足。病机分析：患儿先天肾阳不足，下元虚冷，肾主闭藏，开窍于二阴，职司二便，与膀胱互为表里；如肾与膀胱之气俱虚，不能制约水道，常发生遗尿。舌质淡，苔白，脉沉无力，均为肾阳不足之征。治法：温补肾阳，固摄膀胱。处方：补肾经、推三关、揉外劳宫、揉丹田、揉肾俞、揉命门、擦腰骶部、按揉百会。

【按语】

正常小儿 1 岁以后白天可逐渐控制小便，随着小儿经脉日渐充盛，气血脏腑渐实，排尿和表达均逐步完善。而学龄儿童可因白天贪玩过度，精神疲劳，夜间偶发尿床，则不属于病理状态。推拿治疗遗尿疗效确切，但还要配合正确的饮食及家长的定时喊醒排尿，养成定时排尿的生物钟，此外，适当的心理诱导也是必需的。

第十四节　惊风

惊风是小儿时期常见的一种急重病证，以临床出现抽搐、昏迷为主要特征。又称"惊厥"，俗名"抽风"。任何季节均可发生，一般以3个月～6岁的小儿为多见，年龄越小，发病率越高。其证情往往比较凶险，变化迅速，威胁小儿生命。西医学称小儿惊厥。惊风分为急惊风和慢惊风，本章仅叙述急惊风部分。

【病因病机】

急惊风病因以外感六淫、疫毒之邪为主，偶有暴受惊恐所致。

外感六淫，皆能致惊风。尤以风邪、暑邪、湿热疫疠之气为主。小儿肌肤薄弱，腠理不密，极易感受时邪，由表入里，邪气嚣张而壮热。热极化火，火盛生痰，甚则入营入血，内陷心包，引动肝风，出现高热神昏、抽风惊厥、发斑吐衄，或见正不胜邪，内闭外脱。若因饮食不节，或误食污染有毒之食物，郁结肠胃，痰热内伏，壅塞不消，气机不利，郁而化火。痰火湿浊，蒙蔽心包，引动肝风，则可见高热昏厥，抽风不止，呕吐腹痛，痢下秽臭。

小儿神气怯弱，元气未充，不耐意外刺激，若目触异物，耳闻巨声，或暴受惊恐，使神明受扰，肝风内动，可出现惊叫惊跳，抽搐神昏。

总之，急惊风的主要病机是热、痰、惊、风的相互影响，互为因果。其主要病位在心肝两经。小儿外感时邪，易从热化，热盛生痰，热极生风，痰盛发惊，惊盛生风，则发为急惊风。

【诊断要点及鉴别诊断】

1. 诊断要点

（1）发病年龄 3 个月～6 岁小儿。

（2）突然发病，出现昏迷、抽搐，多伴有高热。具有热、痰、风、惊四证及抽、搐、颤、掣、反、引、窜、视八候。

（3）有接触疫疠之疾，或暴受惊恐史。婴幼儿则可有高热惊厥史。

（4）中枢神经系统感染所致急惊风，脑脊液检查有阳性改变，神经系统检查可引出病理性反射。血常规白细胞及中性粒细胞可增高。

（5）屑饮食不洁，感染湿热疫疠之邪者，大便检查有大量红、白细胞、脓细胞及巨噬细胞。

2. 鉴别诊断　可与痫病相鉴别，痫病以突然昏倒，口吐涎沫，肢体抽搐，移时自醒为特点，一般不发热，年长儿较为多见，多有家族史。脑电图检查可见癫痫波型。

【临床表现】

1. 辨表热、里热　昏迷、抽搐为一过性，热退后抽搐自止为表热；高热持续，反复抽搐、昏迷为里热。

2. 辨痰热、痰火、痰浊　神志昏迷，高热痰鸣，为痰热上蒙清窍；妄言谵语，狂躁不宁，为痰火上扰清空；深度昏迷，嗜睡不动，为痰浊内蒙心包，阻蔽心神。

3. 辨外风、内风　外风邪在肌表，清透宣解即愈，若见高热惊厥，为一过性证候，热退惊风可止；内风病在心肝，热、痰、惊、风四证俱全，反复抽搐，神志不清，病情严重。

4. 辨时令、季节与六淫致病　春季以春温伏气为主，兼夹火热，症见高热、抽风、昏迷，伴吐衄、发斑；夏季以暑热为主，暑必夹湿，暑喜归心，其症以高热、昏迷为主，兼见抽风；若痰、热、惊、风四证俱全，伴下痢脓血，则为湿热疫毒，内陷厥阴。

【治疗】

（1）治法：急则治其标，首先开窍镇惊，然后再清热、豁痰、息风。

（2）处方：掐人中、端正、老龙、十宣、威灵各5次；拿合谷、肩井、仆参、曲池、承山、委中、百虫各10次。

（3）方义：掐人中、端正、老龙、十宣、威灵等开窍镇惊；拿合谷、肩井、仆参、曲池、承山、委中、百虫以止抽搐。

（4）加减：

高热者：推三关、退六腑、清天河水；

昏迷者：捻耳垂，掐委中；

肝风内动者：推天柱骨、推脊、按阳陵泉；

痰湿内阻者：清肺经，推揉膻中，揉天突，揉中脘、丰隆、肺俞。

【预防与护理】

1. 平时加强体育锻炼，提高抗病能力。

2. 避免时邪感染。注意饮食卫生，不吃腐败及变质食物。

3. 按时预防接种，避免跌倒惊吓。

4. 有高热惊厥史患儿，在外感发热初起，要及时降温，服用止痉药物。

5. 抽搐时，切勿用力强制，以免扭伤骨折。将患儿头部歪向一侧，防止呕吐物吸入。必要时可将纱布包裹压舌板，放在上下牙齿之间，防止咬伤舌体。

6. 保持安静，避免刺激。密切注意病情变化。

【病案举例】

闫某，男，2岁。2010年5月初诊。主诉（家长代诉）：手足拘挛抽搐6天。现病史：患儿始因受风寒导致感冒，发病初期有发热咳嗽，曾至其他医院就诊，予清热止咳药两日，后出现白昼热退，夜来复至，咳嗽未见好转，咳嗽有黄痰，并见手足抽搐，大便干，小便黄赤。查：啼哭不止，面红，喉中痰鸣，手足抽搐，脉细数，舌红，苔黄、干。诊断：急惊风。证属外寒入里化热，外寒已解，痰热未除，属痰热扰心证。病机分析：患儿因感受风寒邪气，清热不力，导致邪气入里化热，炼液为痰，痰热扰心，乃致狂躁不宁，为痰火阻蔽心神。脉细数，舌红，苔黄、干，均为痰热扰心之征。治法：清热、豁痰、镇惊。处方：清热：退六腑、清天河水；豁痰：掐足三里、阴陵泉、丰隆；镇惊：掐天庭、掐人中、掐神门、揉内关、拿曲池、拿肩井。

【按语】

无论什么原因引起，未到医院前，都应尽快地控制惊厥，因为惊厥会引起脑组织损伤。

1．使病儿在平板床上侧卧，以免气道阻塞，防止任何刺激。如有窒息，立即口对口或口对鼻呼吸。

2．可用手巾包住筷子或勺柄垫在上下牙齿间以防咬伤舌。可用针刺或手导引人中、内关等穴。

3．发热时用冰块或冷水毛巾敷头和前额。

4．抽风时切忌喂食物，以免呛入呼吸道。

5．缺氧时立即吸氧。控制惊厥首选地西泮，静脉慢注 0.1～0.3mg/kg/次，1～3分钟见效。最好分秒必争送医院查明原因，控制惊厥、抗感染和退热三者同时进行。

第十五节　夜啼

夜啼，婴儿时期常见的一种睡眠障碍，是指小儿经常在夜间烦躁不安、啼哭不眠，间歇发作或持续不已，甚至通宵达旦。或每夜定时啼哭，白天如常，民间俗称"夜哭郎"。本病多见于半岁以内的婴幼儿，多由脾寒、心热、惊恐食积等原因引起。患此症后，持续时间少则数日，多则经月。多数预后都良好。本病相当于西医学的婴幼儿睡眠障碍疾病。

中医古籍中对本病有专门的记载。《诸病源候论·夜啼候》谓："小儿夜啼者，脏冷故也。"指明夜啼是一种病态。《育婴家秘》指出："小儿啼哭，非饥则渴，非痒则痛，为父母者，心诚求之，渴则饮之，饥则哺之，痛者摩之，痒者抓之，其哭止者，中其心也，如哭不止，当以意度。"说明日常生活的一些自然现象引起啼哭及处理方法，但不属本病范畴。

【病因病机】

1. 脾寒常　因孕妇素体虚寒，胎儿出生后禀赋不足；或因其母贪凉，喜饮生冷；或护理小儿失慎，腹部中寒。寒冷凝滞，气机不利。夜属阴，脾为至阴，喜温而恶寒，腹中有寒，故入夜腹中作痛而啼。故寒痛而啼者皆属于脾。

2. 心热常　因孕妇脾气躁急，或平素恣食香燥炙热之品，火伏热郁，内居心经，胎儿在母腹中感受已偏，出生后又吮母乳，内有蕴热，心火上炎，积热上扰，则心神不安。心主火属阳，故夜见烦躁啼哭。

3. 惊恐　心主惊，心藏神，小儿心气怯弱，智慧未充，若见异常之物，或闻特异声响，而引起突然惊恐，惊伤神，恐伤志，致使心神不宁，神志不安，故在睡眠中发生夜啼。

西医学认为婴幼儿哭喊的原因包括非疾病性和疾病性两大类。非疾病所致者，包括情绪变化，饥饿，口渴，睡眠不足，饮食改变如断奶，喂乳不当致咽气过多等；外界不良刺激如过热，过冷，尿布潮湿，衣服过紧，被褥过重，蚊虫叮咬等。疾病所致者，任何疾病凡能引起小儿不适或疼痛者都可引起啼哭，其中以腹痛、口痛、头痛等最为多见；疾病性的原因有脑部疾病，以及肺炎、中耳炎、皮肤病等。此外，由于缺乏维生素D，使血钙偏低，患儿神经兴奋性增强，夜间惊啼者亦不少。

【诊断要点及鉴别诊断】

1. 诊断要点

（1）多见于6个月以内的婴幼儿。

（2）白天正常，入夜啼哭。

（3）难以查明原因，体格检查及相关检查正常。

（4）排除因夜间饥饿或尿布潮湿等引起的夜啼。

（5）无伤乳、发热或其他疾病而引起啼哭。

2. 鉴别诊断

（1）**疾病啼哭**：是由于一些疾病引起的小儿夜间啼哭，如佝偻病、虫病、外科疾病等，可查明原因。

（2）**本能性正常反应啼哭**：因饥饿，衣着过冷或过热，尿布潮湿，臀部、腋下皮肤糜烂，湿疹作痒，或虫咬，褓裸中有异物刺激等原因引起，这种哭闹属于正常的本能性反应。

（3）**小儿习惯不良性夜啼**：某些小儿不良习惯的养成，如夜间开灯，摇篮中摇摆，怀抱，边走边拍等，否则无法入睡，烦躁不安而啼哭。

【临床表现】

1. 脾寒　睡喜俯卧，屈腰而啼，下半夜尤甚，啼声低弱，面色青白，四肢欠温，得热则舒，食少便溏，小便清长，舌淡红，苔薄白，脉沉细，指纹淡红。

2. 心热　睡喜仰卧，见灯火则啼哭愈甚，烦躁不安，小便短赤，或大便秘结，面赤唇红，舌尖红，苔白，脉数有力，指纹青紫。

3. 惊恐　睡中时作惊惕，唇与面色乍青乍白，紧偎母怀，脉、舌多无异常变化，或夜间脉来弦数、指纹色青。

【治疗】

1. 脾寒

（1）治法：温中健脾，养心宁神。

（2）处方：补脾经，推三关，摩腹，揉中脘各300次，揉外劳宫、揉一窝风各200次，掐揉小天心、揉百会各100次。

（3）方义：补脾经、推三关、摩腹、揉中脘，可温中健脾；揉外劳宫、揉一窝风，可温中散寒，止腹痛；掐揉小天心、揉百会，可宁心安神。

2. 心热

（1）治法：清心降火，宁心安神。

（2）处方：清心经、清肝经、掐揉小天心、掐五指节、清天河水各200次，揉内劳宫，揉总筋各100次。

（3）方义：清心经、清天河水，可清心除烦；清肝经、掐揉小天心、掐五指节，可清热镇静，安神除烦；揉内劳宫、揉总筋，以清心经积热。

3. 惊恐

（1）治法：镇静安神。

（2）处方：清心经、捣小天心、掐揉五指节各 200 次，清肝经、清肺经各 100 次，补脾经、运内八卦各 100 次。

（3）方义：清心经、捣小天心、掐揉五指节，可镇静安神；清肝经、清肺经，可安魂定魄；补脾经、运内八卦，可调中健脾。

【预防与护理】

1. 保持卧室安静，养成良好的睡眠习惯，调节室温，避免受凉。

2. 乳母应保持心情舒畅，注意喂养，饮食少吃辛辣厚味等不易消化之物。

3. 脾寒夜啼者要注意保暖，心热夜啼环境不宜过暖，惊恐夜啼要保持环境安静。

【病案举例】

赖某，女，5 个月。2007 年 8 月初诊。主诉（家长代诉）：凌晨 1 点半开始哭啼，约 2 小时，至今 2 个月。现病史：患儿 2 月前凌晨 1 点半开始哭啼约 2 小时至今，伴睡喜俯卧，屈腰而啼，下半夜尤甚，啼声低弱，面色青白，四肢欠温，得热则舒，食少便溏，小便清长。查体：面色少华，舌淡红，苔薄白，脉沉细，指纹淡红。诊断：夜啼。证属：脾寒。病机分析：小儿失慎，腹部中寒。寒冷凝滞，气机不利。夜属阴，脾为至阴，喜温而恶寒，腹中有寒，故入夜腹中作痛而啼。治法：温中健脾，养心宁神。处方：补脾经，推三关，摩腹，揉中脘，掐揉小天心，揉一窝风，揉百会。

【按语】

啼哭是小儿的一种生理活动，是表达需求或痛苦的一种方式，如饥饿、惊吓、衣被冷热不适等都可以导致啼哭，此时若及时发现并对症处理，啼哭就会停止，则不属于病态。而本病是指夜间不明原因的反复啼哭，推拿对于本病的疗效较好，可作为临床首选的治疗方法，同时可适当配合中西药物治疗，以利于及早康复。

注意力缺陷（伴多动）

注意力缺陷（伴多动）又称轻微脑功能障碍综合征，是一种较常见的儿童时期行为障碍性疾病。其主要临床特征是注意力涣散或集中困难、活动量过多、自制力弱，并常伴有情绪不稳、冲动任性及学习困难，但智力正常或基本正常。本病男孩多于女孩，多见于学龄期儿童。一般认为，其患病率为3%～6%。本病的发病与遗传、环境、产伤等有一定关系，也可因孕妇吸烟、饮酒、滥用药物等引起。有人认为城市环境污染、临床上不显症状的轻度铅中毒亦可为病因之一。本病预后较好，绝大多数患儿到青春期逐渐好转而痊愈。

中医古籍中对本病未见专门的记载。根据其神志涣散、多语多动、冲动不安等临床表现，可将之归入"脏躁""躁动"证中；由于患儿智能接近正常或完全正常，但活动过多，思想不易集中而导致学习成绩下降，因此又与"健忘""失聪"有关。

【病因病机】

1. 禀赋不足　父母体质较差，肾气不足，或妊娠期间孕妇精神调养失宜等，致使胎儿先天禀赋不足，肝肾亏虚，精血不充，脑髓失养，元神失藏。

2. 产伤瘀滞　产伤导致患儿气血瘀滞，经脉流行不畅，心肝失养而神魂不宁。

3. 护养不当　过食辛热，心肝火炽；过食肥甘厚味，则酿生湿热痰浊；过食生冷，则损伤脾胃；病后失养，脏腑损伤，气血亏虚，均可导致心神失养、阴阳失调，而出现心神不宁、注意力涣散和多动。

4. 情志失调　小儿为稚阴稚阳之体，肾精未充，肾气未盛。由于生长发育迅速，阴精相对不足，导致阴不制阳，阳胜而多动。小儿年幼，心脾不足，情绪未稳，若教育不当，溺爱过度，放任不羁，所欲不遂，则心神不定，脾意不藏，躁动不安，冲动任性，失忆善忘。

【诊断要点及鉴别诊断】

1. 诊断要点

（1）多见于学龄期儿童，男性多于女性。

（2）注意力涣散，上课时思想不集中，坐立不安，喜欢做小动作，活动过度。

（3）情绪不稳，冲动任性，动作笨拙，学习成绩差，但智力正常。

（4）翻手试验、指鼻试验、指－指试验阳性。

2. 鉴别诊断

（1）**多发性抽搐症**：是一种以运动、言语和抽搐为特点的综合征。常见头部、躯干、上下肢小抽动，并有喉部发出奇特鸣叫声，或有骂人语言。

（2）**正常顽皮儿童**：虽有时出现注意力不集中，但大部分时间仍能正常学习，功课作业完成迅速。能遵守纪律，上课一旦出现小动作，经指出即能自我制约而停止。

（3）**其他**：还应与教学方法不当，动相区别，以及与智能低下，或因视、习困难相区别。致使孩子不注意听课及与年龄相称的好听感觉功能障碍所致的注意力涣散。

【临床表现】

1. **肝肾阴虚** 手足多动，难以静坐，冲动任性，注意力难以集中；或有记忆力及学习成绩欠佳；或有遗尿、腰酸乏力；或有五心烦热、盗汗多梦、大便秘结，舌质红，舌苔薄，脉细弦。

2. **心脾两虚** 神思涣散，注意力不能集中，神疲乏力，形体消瘦或虚胖，多动而不暴躁，言语冒失，做事有头无尾或难于集中精力做完一件事，睡眠不实，记忆力欠佳，伴自汗盗汗，偏食纳少，面色无华，舌质淡，苔薄白，脉虚弱。

3. **痰火内扰** 多动多语，烦躁不宁，冲动任性，难以制约，兴趣多变，难于集中精力，做事丢三落四，胸中烦热，懊恼不眠，纳少口苦，便秘尿赤，舌质红，苔黄腻，脉滑数。

【治疗】

1. 肝肾阴虚

（1）**治法**：滋养肝肾，平肝潜阳。

（2）**处方**：补肾经、清肝经、揉二人上马、摩腹各 300 次，按揉百会及四神聪、捏脊、擦督脉及膀胱经第一侧线各 20 次。

（3）**方义**：补肾经滋补肝肾、除虚火，揉二人上马滋阴补肾，二者结合清肝经，更能滋养肝肾、平肝潜阳。摩腹、捏脊、擦督脉及膀胱经第一侧线，能调和五脏、平衡阴阳，从而达到阴阳平衡、动静协调的正常健康状态。

2. 心脾两虚

（1）**治法**：补益心脾，养心安神。

（2）**处方**：补脾经、清心经、摩腹各 300 次，按揉足三里、捏脊、擦督脉及膀胱经第一侧线各 20 次。

（3）**方义**：补脾经、按揉足三里，能健脾生血、养心安神；清心经宁心安神；摩腹、捏脊并结合擦督脉及膀胱经第一侧线，可调和五脏、平衡阴阳。

3. 痰火内扰

（1）**治法**：清热泻火，化痰宁心。

（2）**处方**：补脾经、清心经、清肝经、摩腹各 300 次，揉小天心、搓摩胁肋、分推膻中、按揉丰隆、捏脊、擦督脉及膀胱经第一侧线各 20 次。

（3）**方义**：补脾经与按揉丰隆，意在健脾化痰，清心经与肝经能开郁除烦，揉小天心清热安神，搓摩胁肋、分推膻中可疏肝理气、宽胸除烦，摩腹、捏脊、擦督脉及膀胱经第一侧线调和五脏、平衡阴阳。

【预防与护理】

1. 孕妇应保持心情愉快，营养均衡，禁烟酒，慎用药物，避免早产、难产。

2. 保证儿童有规律的生活，培养良好的生活习惯。

3. 关心体谅患儿，对其行为及学习进行耐心的帮助与训练，要循序渐进，不责骂不体罚，减少忧思愁虑，避免惊恐，稍有进步，给予表扬和鼓励，帮助患儿树立治病信心。

4. 训练患儿有规律地生活，起床、吃饭、学习等都要形成规律，不要过于迁就。加强管理，及时疏导，防止攻击性、破坏性及危险性行为发生。

5. 保证患儿营养，多食新鲜自然食物和富含锌、铁、维生素及蛋白质的食物，避免食用有兴奋性和刺激性的饮料和食物。

【病案举例】

吴某，男，8岁。2005年2月初诊。主诉（家长代诉）：手足好动、注意力难以集中9个月。现病史：患儿平素手足多动，难以静坐，不能集中精力完整地做完一件事，做事手忙脚乱，且常常丢三落四，学习成绩欠佳，伴五心烦热、大便秘结，饮食及二便正常。查体：面色少华，舌质红，舌苔薄，脉细弦。诊断：注意力缺陷（伴多动），证属：肝肾阴虚。病机分析：患儿由于先天禀赋不足，肝肾亏虚，水不涵木，肝阳偏亢，故见手足多动、注意力难以集中；肝肾亏虚，阴虚火旺，则见五心烦热；肾精不足，脑失精明，则常常丢三落四、学习成绩欠佳。舌质红，舌苔薄，脉细弦，均为肝肾阴虚之征。

治法：滋养肝肾，平肝潜阳。处方：补肾经，揉二人上马，清肝经，按揉百会及四神聪，摩腹，捏脊，擦督脉及膀胱经第一侧线。

【按语】

本病辨证可以脏腑、阴阳辨证为纲。脏腑辨证可责之心、肝、脾、肾等脏；阴阳辨证多为阴精不足，阳亢躁动，而本病的本质为虚证，临床可夹杂标实，故为虚实夹杂之证。推拿治疗注意力缺陷（伴多动）有一定疗效，但还应配合良好的教育方法及心理治疗，并排除社会、家庭、学校的不良影响，这些措施都是非常重要的。

第十七节　脑瘫

小儿脑瘫为小儿脑性瘫痪的简称，是指出生前至出生后1个月内由于各种原因（如感染、出血、外伤等）引起的非进行性中枢性运动功能障碍，可伴有智力低下、惊厥、听觉与视觉障碍及学习困难等，是多种原因引起脑损伤而致的后遗症。属中医学"五迟""五软"范畴。

【病因病机】

小儿脑瘫主要由先天不足，或后天失养，或病后失调，致使精血不足，脑髓失充，五脏六腑、筋骨肌肉、四肢百骸失养，形成亏损之证。脑为元神之府，脑髓不充，神失其聪，导致智力低下，反应迟钝，语言不清，咀嚼无力，时流涎水，四肢无力，手软不能握持，足软不能站立。或感受热毒，损伤脑络，后期耗气伤阴，脑髓及四肢百骸、筋肉失养，导致本病。《医宗金鉴·幼科心法》云："小儿五迟之病，多因父母气血虚弱，先天有亏，致儿生下筋骨软弱，行步艰难，齿不速长，坐不能稳，皆肾气不足之故。"西医学认为本病系先天性大脑发育不良或多种脑损伤而致的后遗症。

【诊断要点及鉴别诊断】

1. 诊断要点　以智力低下、发育迟缓、脑功能障碍为其主症。分先天因素和后天因素，询问产伤史及各种脑炎病史有助于诊断。

（1）运动发育落后或异常：主要表现在粗大运动与精细运动两方面。

（2）肌张力异常：表现为肌张力增高、降低、不变与不均衡，同时伴有肌力的改变。

（3）反射异常：痉挛型脑瘫表现为深反射活跃或亢进，可引出踝阵挛及病理反射，但小年龄组患儿主要观察反射是否呈对称。反射异常主要表现为原始反射延迟、消失，立直反射减弱或延迟出现，平衡反射延迟出现。

（4）姿势异常：脑瘫患儿的异常姿势主要表现为四肢和躯干的非对称性姿势，与肌张力异常、原始反射延迟或消失有关。

2. 鉴别诊断

（1）精神发育迟滞：即所谓的"智力低下""弱智"。是指个体在发育时期内（18 岁以前），一般智力功能明显低于同龄水平，同时伴有适应行为的缺陷。早期症状往往表现为运动、认知、语言等能力普遍性发育落后，可能伴有肌张力偏低，但没有异常姿势以及病理反射。

（2）脊髓性肌萎缩症：脊髓前角运动神经元变性病。根据发病年龄及严重程度分为不同类型：婴儿型在新生儿期或稍后发病，哭声弱，咳嗽无力，肢体活动减少，进行性四肢无力，近端重、远端轻，对称性分布，可见肌束细颤，病情进展较快，往往因呼吸肌受累导致感染引起死亡。中间型起病稍晚、进展慢，早期腱反射消失为重要特点，肌电图检查可以确诊。

（3）肌营养不良：往往在 1～2 岁开始发病，患儿 1 岁前发育正常，1 岁会走后长期走不稳，进行性肌无力，不能跑、跳，上、下楼梯困难，蹲、起困难等，后期不能行走，关节挛缩变形。

（4）遗传代谢病：涉及体内各种物质代谢，临床症状变化多样，早期诊断十分困难。该病通常有反复加重的特点，常因饮食因素或感染诱发，常因运动滞后而误认为脑瘫。

（5）其他：先天性肌病、遗传性感觉运动神经病、肿瘤、脑白质营养不良等，早期也都表现为运动发育延迟或倒退，肌张力低下，以后才出现痉挛，症状极似脑瘫，早期确珍都有一定难度，需仔细鉴别。

【临床表现】

1. 肝肾不足　发育迟缓，坐立、行走、生齿等明显迟于正常同期小儿，筋脉拘急，屈伸不利，性情急躁易怒，舌质红，脉弦。

2. 脾胃虚弱　肢体软弱，肌肉松弛，神情呆滞，智力迟钝，面色苍白，神疲乏力，食少不化，唇淡，舌淡，苔薄白，脉沉迟无力。

【治疗】

1. 肝肾不足

（1）治法：补益肝肾，养血滋阴，疏通经络，强筋壮骨。

（2）处方：补肾经、补肝经各 300 次，揉气海、关元、百会、四神聪、命门、悬钟等穴各 200 次，擦督脉及膀胱经第一侧线至皮肤红为止。

（3）方义：补肾经、补肝经，补益肝肾，养血滋阴。揉气海、命门、关元，以培肾固本。揉百会、按揉四神聪，以安神益智。悬钟为髓会，按揉悬钟可益髓通脑，强壮筋骨。擦督脉及膀胱经第一侧线则可疏通经脉、调理气血、培补元气。

2. 脾胃虚弱

（1）治法：健运脾胃，益气养血，疏通经络，强筋壮骨。

（2）处方：补脾经、补肾经、推三关、揉中脘、按揉足三里各300次，按揉百会、四神聪、曲池、合谷、环跳、承扶、委中、阳陵泉、悬钟、昆仑等穴各200次，捏脊20次，擦督脉及膀胱经第一侧线至皮肤红为止。

（3）方义：补脾经、补肾经、推三关、揉中脘、按揉足三里，以健脾和胃、补气血。揉百会、按揉四神聪，以安神益智。擦督脉、捏脊，疏通经脉、调理气血、培补元气。悬钟为髓会，按揉悬钟可益髓通脑，强壮筋骨；按揉委中、曲池、合谷、环跳、承扶、阳陵泉、昆仑穴疏通局部气血，改善肢体功能。

【预防与护理】

1. 定期产前检查，对患有严重疾病或接触致畸物质，妊娠后可能危及孕妇生命安全或严重影响孕妇健康和胎儿正常发育的，应在医生指导下，避免怀孕。若在检查中发现胎儿患有严重的遗传性疾病或先天性缺陷、孕妇患有严重疾病，继续妊娠会严重危害孕妇健康甚至生命安全的，均应妥善处理。孕妇要注意避免不必要的X线片照射。此外，孕妇应避免接触有毒物质，不能过度饮酒，否则也会使胎儿的脑部受到损害。

2. 增加营养，不要偏食、挑食，荤素要合理搭配，粗细粮轮食，要多食富含蛋白质、脂肪、葡萄糖、核酸、维生素、微量元素的食品。

3. 做好孕期保健，已婚妇女在受孕后的280天中，是胎儿在母体内吸收营养，逐渐发育成长的过程，遗传、感染、营养不良，以及其他理化因素，均可导致胎儿发育不良或致先天性缺陷，因而整个孕期的保健对于母婴的健康都是十分必要的。

4. 胎儿出生时，即分娩过程中应预防早产、难产。医护人员应认真细致地处理好分娩的各个环节，做好难产胎儿的各项处理。

5. 胎儿出生后一个月内要加强护理、合理喂养，预防颅内感染、脑外伤等。

【病案举例】

赵某，女，9岁。2010年5月初诊。主诉（家长代诉）：言语不清，左侧手足无力，运动不灵便8年。现病史：患儿自小运动发育迟缓，1岁独坐时，无法坐稳，至5岁时才会独站行走，走路不稳，一直未给予正规治疗。现双手活动无障碍，左侧欠灵活，行走不利。6岁才开始接受正规治疗，病情拖延过久，疗效不明显。伴五心烦热、大便秘结，饮食及二便正常。查体：面色少华，舌质红，舌苔薄，脉细弦。诊断：根据主诉诊为脑瘫，证属：肝肾阴虚。病机分析：患儿由于先天禀赋不足，肝肾不足，筋骨不能强健，故见发育迟缓，肢体乏力；肝肾亏虚，阴虚火旺，则见五心烦热；肾精不足，脑失精明，则出现言语不清。舌质红，舌苔薄，脉细弦，均为肝肾阴虚之征。治法：滋养肝肾，平肝潜阳。处方：补肾经、补肝经、补脾经，揉百会、气海、命门、关元、四神聪、悬钟等穴，按揉膀胱经第一侧线上的背俞穴，擦督脉及膀胱经第一侧线至皮肤红为止。

【按语】

本病宜早发现、早诊断、早治疗，年龄越小，疗效越好，推拿治疗脑瘫有一定疗效，尤其适用于5岁以下的患儿，针对5岁以上的患儿，除了推拿治疗外还应配合久珍软组织修复技术做矫形手术。在治疗本病时还应辅以良好的心理治疗及锻炼方法，并排除社会、家庭、学校的不良影响，给予小儿良好的生活空间，这些都是非常重要的。

第十八节　哮喘

哮喘是小儿时期的常见肺系疾病，是一种反复发作的哮鸣气喘疾病。临床以发作时喘促气急，喉间痰吼哮鸣，呼气延长，严重时张口抬肩，难以平卧，唇口青紫为特征，常在清晨或夜间发作或加重。本病包括了西医学的喘息性支气管炎、支气管哮喘，具有明显的遗传倾向，初发年龄以1～6岁多见。大多数患儿经治疗缓解或自行缓解，在正确的治疗和调护下，随年龄增长，大多可以治愈。但长时间反复发作，会影响到肺功能，甚至造成肺肾两虚，喘息持续，难以缓解，或反复发作，甚至终身不愈。本病在冬季或气候变化时易于发作。

【病因病机】

1. 禀赋不足　由于先天禀赋不足，脏腑功能失调导致痰停聚肺经，痰湿或痰热伏于肺而成为哮喘的宿根，为哮喘病的内因。

2. 痰湿停聚　哮喘主要原因是肺系一向有痰湿停聚，当体质虚弱，感受邪气，引起气动痰升，阻塞肺络，而致肺失肃降，呈现痰鸣，喘逆，呼吸困难等。

3. 感受风寒　因感受风寒，肺虚卫外不固，风寒外邪易于侵入，痰浊阻于气道而致。

西医学认为本病的发生，主要由于机体的过敏状态所致，由于过敏原（如花粉、油漆、鱼虾、煤气、细菌等）致使细小支气管平滑肌发生痉挛，而产生一系列症状。过度疲劳、情绪冲动等也常为本病的诱发因素。

【诊断要点及鉴别诊断】

1. 诊断要点

（1）常突然发作，发作时喘促、咳嗽、气喘、呼气延长、喉间痰鸣，甚至不能平卧，烦躁不安，口唇青紫。

（2）有反复发作病史。

（3）发作时肺部出现以呼气相为主的哮鸣音。

（4）经抗哮喘治疗可缓解。

2. 鉴别诊断　需与肺炎喘嗽相鉴别。哮喘以咳嗽、哮鸣、气喘、呼气延长为主症，多数不发热，常反复发作，多有过敏史，两肺有哮鸣音；肺炎喘嗽以发热、咳嗽、痰壅、气急、鼻煽为主要临床表现，多数发热，两肺多以湿啰音为主。

【临床表现】

1. 风寒袭肺　喘急胸闷，伴有咳嗽，咯痰稀薄，色白多沫，形寒肢冷，舌淡，苔薄白，脉浮。

2. 风热犯肺　喘促气粗，咳嗽痰黄而黏稠，口渴喜冷饮，胸闷烦躁，汗出，甚则发热面红，舌质红苔黄，脉浮数。

3. 肺脾气虚　多反复感冒，喘促气短，言语无力，咳声低弱，自汗畏风，或咽喉不利，面白少华，舌质淡，苔薄白，脉细软。

4. **脾肾阳虚** 喘促日久，呼长吸短，动则喘息更甚，形瘦神疲，气不得续，腹胀纳差，大便溏泻，舌质淡，苔薄白，脉沉细。

5. **肺脾阴虚** 咳嗽时作，喘促乏力，咯痰不爽，面色潮红，盗汗，消瘦气短，手足心热，舌质红，苔花剥，脉细数。

【治疗】

1. 风寒袭肺

（1）治法：温肺散寒，降气平喘。

（2）处方：揉天突、搓摩胁肋各 300 次，推揉膻中、运内八卦、揉肺俞、清肺经各 200 次，推三关、揉外劳宫各 100 次。

（3）方义：揉天突、搓摩胁肋降气引痰；推揉膻中、运内八卦、揉肺俞、清肺经宽胸宣肺，降气平喘；推三关、揉外劳宫以温阳散寒。

2. 风热犯肺

（1）治法：清热宣肺，化痰平喘。

（2）处方：揉天突、揉丰隆、搓摩胁肋各 300 次，揉定喘、推揉膻中、运内八卦、揉肺俞、清肺经各 200 次，揉内劳宫、推小横纹、清天河水各 100 次。

（3）方义：揉天突、丰隆，搓摩胁肋降气化痰；揉定喘、推揉膻中、运内八卦、揉肺俞、清肺经宽胸宣肺，降气平喘；清天河水，揉内劳宫，推小横纹清热宣肺解表。

3. 肺脾气虚

（1）治法：健脾益气，补肺固表。

（2）处方：揉天突、揉定喘、补脾经、推三关、揉脾俞、补肺经、揉肺俞、揉足三里各 300 次。

（3）方义：揉天突、揉定喘降气平喘化痰；补脾经、推三关，揉脾俞、揉足三里健脾益气；补肺经、揉肺俞益肺固表。

4. 脾肾阳虚

（1）治法：健脾温肾，固摄纳气。

（2）处方：补肺经、补脾经、补肾经、揉肺俞、揉脾俞、揉肾俞各 300 次，推三关、推揉膻中、揉命门、摩揉丹田、揉足三里各200次。

（3）方义：补肺经、补脾经、补肾经、揉肺俞、揉脾俞、揉肾俞，益肺健脾温肾；推三关、推揉膻中、揉足三里、揉命门、摩揉丹田温肾补阳，固摄纳气。

5. 肺脾阴虚

（1）治法：养阴清热，补益肺肾。

（2）处方：补肺经、补脾经、补肾经、揉肺俞、揉脾俞、揉肾俞各300次，揉二马、清天河水、揉三阴交各200次。

（3）方义：补肺经、补脾经、补肾经、揉肺俞、揉脾俞、揉肾俞健脾补益肺肾。清天河水、揉二马、揉三阴交清热滋阴。

【病案举例】

胡某，男，5岁。2011年6月初诊。主诉（家长代诉）：咳嗽、呼吸急促2天。现病史：今年多次感冒。3天前感冒、咳嗽，呼吸急促并能听到哮鸣音，痰多。既往无哮喘史。现喘急胸闷，时有咳嗽，咯痰清稀，畏寒肢冷，舌淡苔薄白，脉浮。听诊：两肺满布哮鸣音。诊断：哮喘，证属：风寒犯肺。病机分析：患儿由于感受风寒，肺虚卫外不固，风寒外邪易于侵入，痰浊阻于气道而致本病。治法：温肺散寒，化痰平喘。处方：清肺经、推三关、揉外劳宫、运内八卦、推揉膻中、揉天突、搓摩胁肋、揉肺俞。

【按语】

推拿可以扶正祛邪，本病的治疗应重视缓解期的扶正治本，所以推拿是治疗哮喘的重要辅助疗法。哮喘多因禀赋不足，肺脾肾虚，外感风寒、风热邪气所致，小儿推拿能够很好地改善幼儿体质，增强免疫力，对预防哮喘的发生有较好的作用。同时，本病的治疗应该根据中医辨证选用中药相针灸等多种方法综合治疗。

【预防与护理】

1. 改善环境，消除诱发哮喘的各种因素，如尘螨、蟑螂、动物皮屑及羽毛等都会诱发气道变应性炎症，因此需要经常打扫环境，清洗被褥，避免用羽毛制成的衣被等。

2．生活规律，避免过度疲劳，预防呼吸道感染，消除鼻咽、口腔的病灶，适当参加体育活动，但运动量应循序渐进，并应得到医生的指导。

3．用中药预防发作。中医在发作间歇期主张扶正培本，采用健脾益气补肾之法，并根据不同类型给予辨证论治。在发作期一般以麻黄为主药，寒证配以干姜、细辛、五味子；热证多配以石膏、黄芩。在缓解期，对肺虚型可用参芪汤和玉屏风散；脾虚者可用六君子汤；肾虚者可用六味地黄丸加减、左归饮、右归饮或金匮肾气丸加减。

第十九节　踝关节扭伤

踝关节扭伤是指踝关节韧带、肌腱、关节囊损伤或断裂的一种病症，为骨伤科常见病。中医学称其为"踝缝伤筋"，可发生于任何年龄，儿童活动量较大，发病较多。

【病因病机】

中医学认为，本病的发生是由于外伤等因素，使踝部的经脉受损，气血运行不畅，经络不通，气滞血瘀而致。

西医学认为，踝关节在跖屈位突然向内或向外翻转，致使踝关节外侧或内侧副韧带受到强大的牵拉张力而致损伤。根据韧带所受的牵拉张力不同，韧带损伤的程度亦不同。轻者韧带扭伤或部分撕裂，严重者韧带完全断裂或伴有踝部骨折。因踝关节内外翻活动度不同（内翻活动多于外翻活动），内外侧副韧带的结构不同（外侧副韧带较薄弱），故临床以内翻扭伤多见。

【诊断要点及鉴别诊断】

1．诊断要点

（1）有外伤史，足部着地不稳。

（2）踝关节局部出现肿胀、疼痛、皮下瘀血等症状。

（3）外侧副韧带损伤时患足呈自然内翻的姿势。

2. 鉴别诊断

（1）踝关节内、外侧副韧带完全断裂：外侧副韧带完全撕脱（伴有或不伴有外踝撕脱骨折）时，常可合并距骨暂时脱位，在足内翻时，不仅外踝疼痛剧烈，且感觉踝关节不稳，距骨有异常活动，甚至在外踝与距骨外侧可触到沟状凹陷。X线片检查可见距骨与内踝的间隙增宽。

（2）第 5 跖骨基底部撕脱骨折：本病与踝关节外侧副韧带扭伤的机制相似。是由于暴力使足突然旋后时，腓骨短肌受到牵拉，引起第 5 跖骨基底部撕脱骨折。检查时，在第 5 跖骨基底部可有明显压痛。X线足部正斜位片可确诊。

【临床表现】

以内翻扭伤为例。

有急性踝关节扭伤史，外踝下方或前下方疼痛，活动受限，尤以内翻活动受限明显，不能站立或行走，勉强站立时则用足跟着地，局部明显肿胀或皮下瘀血，伤处有明显压痛，足内翻时外踝部疼痛明显加重。

【治疗】

1. 治法　活血化瘀，消肿止痛。

2. 处方　医生以大鱼际着力，在踝关节周围进行轻柔缓和的揉摩300次。以拇指点揉解溪、商丘、丘墟、昆仑、太溪、申脉、照海、悬钟、三阴交、承山、阳陵泉，力量由轻到重，每穴操作100次。然后一手握住足部，另一手握住足跟部、拇指按在伤处，两手稍用力向下牵引，同时进行轻度内翻和外翻。再以双手合抱小腿，两手掌相对用力，自踝向膝，反复搓揉50次，最后自踝向膝沿小腿外侧用擦法结束。

3. 方义　揉摩点穴可疏经通络，活动关节可舒筋消肿止痛，擦法可活血化瘀。

【预防与护理】

1. 在踝关节扭伤的急性期（一般为24～48小时），损伤局部手法要轻柔和缓，以免加重损伤性出血，同时不要热敷，治疗后对踝关节进行软固定，限制活动。

2. 在恢复期，手法适当加重，同时可以配合局部热敷，或活血通络之中药外洗，嘱患儿进行适当的功能活动，能收到比较满意的疗效。

【病案举例】

邓某，男，8岁。2013年4月初诊。主诉（家长代诉）：外踝肿胀、疼痛伴活动不便2天。现病史：患儿体育运动时着地不稳，造成左足外踝前下方疼痛，局部肿胀，关节活动受限，左足不能行走。后出现皮下瘀斑。查体：左足外踝前明显肿胀伴皮下瘀血，伤处有明显压痛，足内翻时外踝部疼痛明显。X线片示：未见明显异常。诊断：左踝关节内翻扭伤。病机分析：患儿由于外伤因素，使左踝部的经脉受损，气血运行不畅，经络不通，气滞血瘀而致。治法：活血化瘀，消肿止痛。处方：用大鱼际在踝关节周围进行轻柔缓和的揉摩。拇指点揉商丘、解溪、丘墟、太溪、昆仑、申脉等。然后一手握住足部，另一手握住足跟部、拇指按在伤处，两手稍用力向下牵引，同时进行轻度内翻和外翻活动，最后自踝向膝沿小腿外侧用擦法结束。

【按语】

踝关节是人体四肢关节中活动最多、负重最大的一个关节，其周围有强壮的韧带保护，而由于外侧副韧带比内侧副韧带薄弱，且关节内翻活动多于外翻，所以临床以外侧副韧带损伤多见。推拿治疗踝关节扭伤有较好的疗效，但需排除骨折、脱位和韧带完全断裂。

第二十节　小儿肌性斜颈

小儿肌性斜颈是指以头向患侧斜、前倾，颜面旋向健侧为特点。临床上，斜颈除极个别为脊柱畸形引起的骨性斜颈、视力障碍的代偿姿势性斜颈和颈部肌麻痹导致的神经性斜颈外，一般系指一侧项韧带前、中、后斜角肌群、胸锁乳突肌、颈阔肌挛缩造成的肌性斜颈。

【病因病机】

肌性斜颈的病理主要是患侧胸锁乳突肌发生纤维性挛缩，起初可见纤维细胞增生和肌纤维变性，最终全部被结缔组织所代替。其病因尚未完全肯定，目前有许多说法。

1. 与损伤有关。分娩时一侧胸锁乳突肌因受产道或产钳挤压受伤出血，血肿机化形成挛缩。

2. 分娩时胎儿头位不正，阻碍一侧胸锁乳突肌血运供给，引起该肌缺血性改变所致。

3. 由于胎儿在子宫内头部向一侧偏斜所致，而与生产过程无关。

4. 由于胎儿在子宫内头部因脐带缠颈向一侧偏斜所致，而与生产过程无关。

5. 在婴儿1周岁内，由于婴儿颈部肌肉韧带比较脆弱，不正确的抱孩子方式也可以导致孩子颈部肌肉韧带拉伤，从而导致斜颈。

【诊断要点及鉴别诊断】

1. 诊新要点

（1）患儿头倾向患侧，颜面转向健侧。

（2）头与面部可产生继发性畸形，患侧颜面部较健侧颜面部小。

（3）触诊时在患侧胸锁乳突肌内可发现硬而无疼痛的梭形肿物。

（4）排除脊柱畸形引起的骨性斜颈、视力障碍代偿姿势性斜颈和颈部肌麻痹导致的神经性斜颈。

2. 鉴别诊断

（1）神经性斜颈：如颅后窝肿瘤、脊髓空洞和婴儿阵发性斜颈，同时有运动功能障碍、反射异常、颅内压升高或 MRI 显示脑干位置下降。此外，颈部运动时受限伴有疼痛、斜视、眼球震颤、眼外肌麻痹、肌肉僵硬、过度兴奋等均为颅内病变的重要体征。

（2）眼性斜颈：多为先天性斜视，眼球外上方肌肉麻痹致斜颈。通常在出生后9个月、病儿能坐稳后才能诊断，因斜视或复视企图自我纠正，而开始出现斜颈症状。矫正眼肌失衡后，斜视消失。

（3）骨性斜颈：如先天性短颈综合征，除颈部姿势异常，还有颈部活动受限。

（4）婴儿良性阵发性斜颈：婴儿期偶见，每次发作时间自几分钟至数天不等，同时可有躯体侧弯，本病预后良好，原因不明。有时发作停止后出现共济失调，似与小脑功能异常有关。

【临床表现】

发病初期颈部一侧可发现有梭形肿物（有的经半年后，肿物可自行消退），以后患侧的项韧带、前、中、后斜角肌群、胸锁乳突肌、颈阔肌逐渐挛缩紧张，呈条索状改变，患儿头部向患侧倾斜而颜面部旋向健侧。少数患儿仅见患侧项韧带前、中、后斜角肌群、胸锁乳突肌、颈阔肌在锁骨的附着点周围有骨疣样改变的硬块物。若不及时治疗，患侧颜面部的发育会受影响，健侧一半的颜面部也会发生适应性的改变，使颜面部不对称。在晚期病例中，一般伴有代偿性的胸椎侧凸。

【治疗】

1. 治法　舒筋活血，软坚消肿，局部为主。

2. 处方

（1）患儿取仰卧位。

（2）医生拿揉患侧项韧带及其起止点 300 次。

（3）推揉患侧前、中、后斜角肌群及其起止点 300 次。

（4）推揉患侧的胸锁乳突肌及其起止点 300 次。

（5）推揉患侧的颈阔肌及其起止点 300 次。

（6）医生一手扶住患侧肩部，另一手扶住患儿头顶，使患儿头部渐渐向健侧肩部倾斜，逐渐拉长患侧项韧带、前、中、后斜角肌群、胸锁乳突肌、颈阔肌，反复进行数次。

（7）再次推揉患侧胸锁乳突肌及其起止点 300 次。

（8）推揉患侧面部肌肉肌及其起止点 300 次。

3. 方义　推揉及拿捏患侧项韧带、前、中、后斜角肌群、胸锁乳突肌，能舒筋活血，改善局部血运供给，缓解肌肉痉挛，促使肿胀消散；伸展扳拉患侧项韧带、前、中、后斜角肌群、胸锁乳突肌、颈阔肌，能改善和恢复颈部活动功能。

【预防与护理】

1. 注意观察婴幼儿的日常活动，做到早发现、早诊断、早治疗、早康复。

2. 注意培养儿童良好的生活习惯，注意采用与斜颈方向相反的动作和姿势以利于矫正，如喂奶、用玩具改变患儿头部方向。

3. 病程太长如超过 1 年且项韧带、前、中、后斜角肌群、胸锁乳突肌挛缩严重甚至纤维化，经推拿治疗三个月无效者，应考虑久珍软组织修复技术治疗。

【病案举例】

江某，男，1 岁。2009 年 4 月初诊。主诉（家长代诉）：头部向左侧倾斜而下颌部旋向右侧，两侧颜面不对称，左侧变小。现病史：患儿出生时有缺氧病史无后遗症，患儿出生时横位，且羊水偏少，有脐带绕颈，剖宫产。饮食及二便正常。查体：患儿下颌右偏，头歪向左侧，左侧项韧带、前、中、后斜角肌群、胸锁乳突肌可触及包块，颈活动度尚可。诊断：小儿肌性斜颈。病机分析：患儿由于脐带绕颈而导致左侧项韧带、前、中、后斜角肌群、胸锁乳突肌受压，长期受压导致缺血缺氧而致项韧带、前、中、后斜角肌群、胸锁乳突肌痉挛，从而导致左侧项韧带、前、中、后斜角肌群、胸锁乳突肌较右侧变短，导致患儿头部向左侧倾斜而下颌部旋向右侧。治法：舒筋活血，软坚消肿。处方：患儿取仰卧位。医生在患侧的项韧带、前、中、后斜角肌群、胸锁乳突肌施用拿揉手法。拿患侧项韧带、前、中、后斜角肌群、胸锁乳突肌。医生一手扶住患侧肩部，另一手扶住患儿头顶，使患儿头部渐渐向健侧肩部倾斜，逐渐拉长患侧胸项韧带、前、中、后斜角肌群、胸锁乳突肌。反复进行数次。在患侧项韧带、前、中、后斜角肌群、胸锁乳突肌。

【按语】

推拿治疗小儿肌性斜颈有较好的疗效，其目的是最大限度恢复患侧颈部肌群的功能，故在治疗过程中，颈部肌群起止点的治疗及被动运动极为重要。

推拿治疗本病时年龄越小，治疗效果越好。在治疗时，首先要明确哪一侧是患侧，对于临床上症状不够典型的患儿，将其患侧搞错的情况时有发生，应该引起一定的重视。

第二十一节 髋部扭伤

小儿髋关节扭伤又称"外伤性髋关节炎""髋关节一过性滑膜炎"等，是6～12岁儿童的常见病症。

【病因病机】

儿童时期股骨头发育不成熟，关节囊和周围的韧带比较松弛，髋关节活动幅度较成人要大，若髋关节过度外展、内收、屈曲等，均可造成髋关节及周围软组织的损伤。随着年龄的增长，股骨头及髋关节周围的关节囊韧带肌肉均坚实稳固，所以成人的髋关节扭伤少见。

《医宗金鉴·正骨心法要旨》曰："胯骨，即髋骨也，又名髁骨。若素受风寒湿气，再遇跌打损伤，瘀血凝结，肿硬筋翻，足不能直行。"中医学认为，小儿形体未充，关节、筋肉等尚未发育完全，且因其年龄原因，活动较多，在奔跑跨跳、跌仆闪挫时，易造成髋部关节和筋肉的过度牵拉而致损伤，从而出现疼痛、功能障碍等。

【诊断要点及鉴别诊断】

1. 诊断要点

（1）下肢有过度外展外旋扭伤史，如劈叉、跳皮筋等。

（2）患肢呈外展外旋半屈曲位，不能负重站立，轻者跛行，重者不能行走。

（3）患儿主诉髋关节内侧及大腿内侧疼痛。

（4）患侧腹股沟部可有肿胀、压痛。

（5）骨盆向患侧倾斜，患肢假性变长。

（6）X线片检查：髋关节组成正常，未见骨质破坏，骨盆向患侧倾斜。

2. 鉴别诊断

（1）小儿股骨头坏死：多见于10岁以下儿童，以髋部疼痛、跛行为主要表现，X线片可确诊。

（2）股骨头骨骺炎：初期偶有髋部酸痛、跛行，活动期疼痛跛行剧增，大腿、臀部肌肉萎缩，髋关节活动明显受限，修复期关节活动可恢复正常或残留患肢旋转活动受限。X线片可确诊。

【临床表现】

患儿有蹦高、跳低、滑倒等髋部扭伤史，髋关节部疼痛，患髋及下肢略呈外展、外旋状，步态缓慢，体斜跛行，若快走时，则脚尖着地，身体晃动，跛行更加明显。主动或被动内收、外旋髋关节时疼痛明显。直立体位时骨盆向患侧倾斜。

【治疗】

1. 治法　舒筋通络，理顺关节。

2. 处方　患儿仰卧，医生站在患侧，以拇指在大腿内、外侧及腹股沟部各按揉300次，并可弹拨股内收肌腱。用拇指按揉居髎、环跳、风市、阿是穴各100次。患儿仰卧，助手侧立患儿身旁，以双手固定骨盆，令患儿屈髋屈膝90°，医生立于患侧以一手握持小腿踝部，另一手前臂从腘窝下穿过托起，与助手做对抗缓慢向上拔伸牵引2～4分钟，使力达髋部，以解除痉挛、纠正移位嵌顿，矫正错缝。然后内收小腿、外旋外展大腿，再缓慢伸直从而使错缝之关节回位。

3. 方义　按揉局部、弹拨股内收肌腱、点穴可舒筋通络，活动手法可理顺髋关节。

【预防与护理】

1. 手法治疗后卧床休息1～2日，相对制动，以促进伤肢恢复。

2. 局部可物理治疗及外敷活血药膏。

【病案举例】

于某，男，6岁。2009年8月初诊。主诉（家长代诉）：右髋部疼痛，患髋及下肢活动受限3天。现病史：患儿由高处跳下时着地不稳，造成右髋部疼痛，患髋及下肢略呈外展、外旋状，步态缓慢，快走时跛行更加明显。主动或被动外旋髋关节时疼痛明显。饮食及二便正常。查体：患侧腹股沟部有肿胀、压痛。X线片检查：骨盆向患侧倾斜。诊断：根据主诉、临床表现及X线片所示，诊断为髋部扭伤。病机分析：患儿由于蹦高、跌仆损伤致髋关节骨缝开错，瘀血凝结，伤处肿硬筋翻，由于损伤肿胀，故关节不利。治法：舒筋通络，理顺关节。处方：医生以拇指在大腿内、外侧及腹股沟部按揉，并弹拨内收肌腱。用拇指按揉居髎、环跳、风市、阿是穴。助手侧立患儿身旁，以双手固定骨盆，令患儿屈髋屈膝90°，医生立于患侧，一手握持小腿踝部，另一手前臂从腘窝下穿过托起，与助手做对抗缓慢向上拔伸牵引2～4分钟，使力达髋部，以解除痉挛、纠正移位嵌顿，矫正错缝。然后内收小腿、外旋外展大腿，屈伸髋关节再缓慢伸直从而使错缝之关节回位。

【按语】

由于儿童髋关节解剖的特点，在髋关节过度外展时股骨头从髋关节内被拉出部分，在关节腔内负压的作用下，关节内侧松弛的滑膜被吸入关节间隙，当股骨头回位时部分滑膜嵌顿在间隙内而致股骨头不能完全回位，造成本病。推拿对于髋部扭伤有较好的疗效，若疗效不满意时，需拍X线片以进一步明确诊断，指导治疗。

第二十二节　小儿脊柱侧弯

小儿脊柱侧弯是指儿童脊柱向一侧弯曲，整个脊梁骨呈"S"形、背部的一侧局限性隆起。轻度脊柱侧弯者仅在家长为其洗澡或更换内衣时偶然发现，患儿站立时可发现两侧肩膀一高一低不在同一平面；重度弯曲的患儿不仅有体态上的改变，还可引起内脏功能紊乱。

【病因病机】

正常的小儿脊柱无侧方弯曲，如有侧弯即为病理性改变。多数病例致病原因不明，称为原发性脊柱侧弯；另一部分可由先天畸形（如半椎体、楔形椎体或椎弓发育不良等）、神经麻痹、胸部病变、脊柱感染及肿瘤等引起。也可因小儿长期读书写字时不良姿势，或长期单肩背书包及重物等。脊柱侧弯多发生在胸腰段或腰骶段。侧弯出现早，发展快，一般 3～4 岁的患儿就可有较明显的畸形；多数在 10 岁才被发现。本病的发病率女孩多于男孩。

【临床表现】

1. 轻度脊柱侧弯者不引起任何自觉症状。仅在家长为其洗澡或更换内衣时偶然被发现。

2. 较明显的患儿，可发现两侧肩膀有高有低不在同一个平面，或体态畸形。

3. 严重畸形则可引起内脏功能紊乱，如心、肺发育不良，肺活量低，当活动时常感气促，心悸，胸闷等。

4. 在胃肠系统，可有消化不良，食欲不振等。在神经系统，可有脊髓、神经根受压等症状。因此，严重脊柱侧弯者。由于内脏功能障碍，全身发育不良，躯体瘦小，肢体麻木，体力脆弱等。在中年以后可出现局部疼痛，或肋骨对髂骨翼的挤压痛。

5. 体格检查可发现脊柱侧弯，呈"S"形、背部的一侧局限性隆起。

6. 另外，在查体时很重要的一个问题就是要判断该患儿疾病有无代偿能力：

（1）看两侧肩胛骨下角和两侧髂翼是否在同一平面。若在同一平面表明是能代偿的，如不在同一平面，则表明是失代偿的。

（2）让患儿双手拉单杠，因身体自觉自然下垂，再观察脊柱，若原侧弯的脊柱消失或基本消失，则属能代偿的；若原有侧弯的脊柱毫无改善者，则属于失代偿的。

7. X 线片脊柱呈"S"形，中间称原发性侧弯，其弯度最大；在其上、下方可见相对较小的反向的代偿性侧弯。原发性侧弯部椎间隙左右不等宽，椎体向凹侧倾斜及向凸侧移位，脊柱有不同程度旋转，晚期出现骨性关节炎改变。

【诊断和鉴别】

1. 诊断　依据临床症状和脊柱 X 线即可对本病做出诊断。若对儿童脊柱侧弯检查的话，可利用特制光栅做背部云纹图检查，有助于发现早期、轻症的患儿。

2. 鉴别诊断　通过详细的病史询问、查体、实验室检查及 X 线、CT 等检查可排除因脊柱感染、肿瘤等因素引起的脊柱侧弯。

【治疗】

1. 治疗原则　舒筋通络，矫正侧弯脊柱。

2. 常用穴位及部位　风池、天宗、阿是等穴，及颈、胸、腰段两侧竖脊肌。

3. 常用手法　拿法、按法、按压法、按揉法等手法，并配合伸脊、旋脊等被动运动。

4. 操作方法

（1）患儿取俯卧位，操作者位于其一侧，从颈部风池穴起，沿两侧竖脊肌，经胸段直至腰骶段用揉法往返操作。反复 3 ～ 5 遍。

（2）患儿取俯卧位，操作者双手交叠，按压背部隆起部位竖脊肌，自上而下往返 1 ～ 2 分钟，使整个背部肌肉完全放松。

（3）结合脊柱 X 线片，进行侧弯矫正。患儿取俯卧位，操作者手拇指置于凸出一侧的棘突向对侧推挤，另一手托住对侧肩膀前部做向后伸展运动，双手同时相对用力共同完成操作。

（4）再用膝关节抵住侧突部位，双手将患儿双肘向后拉，做被动挺胸运动，并嘱患儿缓慢深呼吸配合挺胸动作。

（5）右手小鱼际着力于小儿督脉进行擦法，反复操作 2 ～ 3 分钟，或至局部发热。

（6）右手小鱼际着力于小儿一侧膀胱经进行擦法，反复操作 2 ～ 3 分钟，或至局部发热。完毕后再以同样方法操作另一侧。

（7）双手拇指与其他四指相对用力，在小儿两侧肩井穴进行拿法，反复3～5次。

（8）自上而下拍打脊背2～3遍。

（9）最后以擦骶棘肌结束此法的治疗。

【预防与护理】

1. 能够自我发现小儿脊柱侧弯征象。

（1）当小儿以立正姿势站立时，两肩不在一个水平面上，高低不平。

（2）两侧腰部皱纹不对称。

（3）双上肢肘关节和身体侧面的距离不等。

2. 注意观察婴幼儿的日常活动，做到早发现、早诊断、早治疗、早康复。

（1）预防小儿脊柱侧弯要注意。婴儿不要坐得过早，长时间坐位，婴儿容易疲劳，也容易造成脊柱弯曲。

（2）幼儿坐姿要正确，桌、椅的高低要合适。

（3）写字、看书时要坐正，不要歪着趴在桌面上，同时应适当地变换体位、休息，以免造成脊柱侧弯。

（4）注意培养儿童良好的生活习惯，采用与小儿脊柱侧弯方向相反的动作和姿势以利于矫正，如喂奶、用玩具改变患儿头部方向。

（5）坚持平卧硬板床。

（6）每天拉单杠锻炼和做广播体操。

（7）有条件者可结合牵引治疗，可穿塑料或钢背心来延缓畸形的发展。

（8）对畸形严重者，经保守医疗无效者，应考虑做手术治疗。

（9）推拿疗法仅适用于脊椎关节柔韧度较好、有代偿能力的脊柱侧弯患儿，对失代偿的脊柱侧弯治疗无效；如果不想手术治疗，目前最好的保守疗法，只能通过久珍软组织修复技术来治疗。

【病案举例】

周某，男，7岁。2010年5月初诊。主诉（家长代诉）：为儿子洗澡时，发现两肩左高右低，脊柱两侧肌肉不对称，右侧竖脊肌有明显隆起，用手摸感觉竖脊肌呈条索状。现病史：患儿出生后，从婴儿期会坐得比别的孩子早，会走路比别的孩子早，爬得少，上学写字总是歪着身子写，曾纠正数次，无效。查：患儿两肩左高右低，脊柱两侧肌肉不对称，右侧竖脊肌有明显隆起，用手摸感觉竖脊肌呈条索状；双腿并拢双膝关节中间空隙半拳，呈 O 形腿。诊断：小儿脊柱侧弯。病机分析：患儿由于出生后，从婴儿期会坐得比别的孩子早，会走路比别的孩子早，爬得少，上学写字总是歪着身子写，曾纠正数次无效，导致右侧项韧带、竖脊肌、腰部肌群受压，长期受压导致缺血缺氧而致项韧带、竖脊肌、腰部肌群受压挛缩，从而导致右侧项韧带、竖脊肌、腰部肌群较左侧变短，导致患儿脊柱向右侧倾斜，而颈椎代偿性向左侧弯，头部旋向左侧。治法：舒筋活血，软坚消肿。

处方：

（1）患儿取俯卧位，操作者位于其一侧，从颈部风池穴起，沿两侧竖脊肌，经胸段直至腰骶段用㨰法往返操作。反复 3 ～ 5 遍。

（2）患儿取俯卧位，操作者双手交叠，按压背部隆起部位竖脊肌，自上而下往返 1 ～ 2 分钟，使整个背部肌肉完全放松。

（3）结合脊柱 X 线片，进行侧弯矫正。患儿取俯卧位，操作者手拇指置于凸出一侧的棘突向对侧推挤，另一手托住对侧肩膀前部做向后伸展运动，双手同时相对用力共同完成操作。

（4）再用膝关节抵住侧突部位，双手将患儿双肘向后拉做被动挺胸运动，并嘱患儿缓慢深呼吸配合挺胸动作。

（5）右手小鱼际着力于小儿督脉进行擦法，反复操作 2 ～ 3 分钟，或至局部发热。

（6）右手小鱼际着力于小儿一侧膀胱经进行擦法，反复操作 2 ～ 3 分钟，或至局部发热。完毕后再以同样方法操作另一侧。

（7）双手拇指与其他四指相对用力，在小儿两侧肩井穴进行拿法，反复3 ～ 5 次。

（8）自上而下拍打脊背 2 ～ 3 遍。

（9）最后以擦骶棘肌结束此法的治疗。

【按语】

推拿治疗小儿脊柱侧弯有较好的疗效，其目的是最大限度恢复患侧脊柱肌群的功能，故在治疗过程中，脊柱肌群起止点的治疗及被动运动极为重要。推拿治疗本病时年龄越小，治疗效果越好。在治疗时，首先要明确哪一侧是患侧，对于临床上症状不够典型的患儿，将其患侧搞错的情况时有发生，应该引起一定的重视。

第二十三节 桡骨小头半脱位

桡骨小头半脱位是婴幼儿常见的肘部损伤之一，俗称"肘脱环""掉胳膊"。当肘关节伸直，前臂旋前位忽然受到纵向牵拉时容易引起桡骨小头半脱位。常见于大人领患儿上台阶时，牵拉胳膊时出现。本病与一般关节脱位不同，仅是桡骨头离开了正常位置，并无关节囊破裂，所以也称"桡骨小头假性脱位"。多见于5岁以下儿童。

【病因病机】

小儿因桡骨头发育不完全，桡骨小头和桡骨颈直径大小几乎相等，有时甚至小于桡骨颈的大小，所以肘关节囊和环状韧带较松弛。桡骨头的关节面和桡骨纵轴有一定的倾斜度，其大小与前臂旋转活动有关。倾斜度的变化会影响环状韧带的上下活动，在前臂的旋前旋后位，这种倾斜度的可变性使之易于脱位。当肘关节伸直位手腕或前臂突然受到旋转动作的纵向牵拉，环状韧带下部将产生横行撕裂，向下轻微活动，肱桡关节间隙变大，关节囊及环状韧带上部由于关节腔的负压作用，只需滑过桡骨头倾斜远端一部分关节面就可嵌顿于桡骨关节间隙，从而阻止了桡骨头复位，造成桡骨小头半脱位。

【诊断要点及鉴别诊断】

1. 诊断要点

（1）疾病多为间接暴力所致。如：双手牵拉幼儿腕部走路时幼儿突然跌倒；穿衣服时由袖口牵拉幼儿腕部；在床上翻滚时，身体将上肢压在身下，迫使肘关节过伸等。

（2）受伤后不愿上抬患肢，前臂不能旋后。

（3）肘关节处于伸展、前臂旋前下垂位。

（4）肘关节无肿胀、畸形，但桡骨头处有明显压痛。

（5）X线片检查无异常。

2. **与桡骨头骨折相鉴别** 桡骨头骨折通常发生于幼儿摔倒时手以伸展位撑地，前臂轻度屈曲、旋前。患儿常诉肘关节周围疼痛，不能旋转前臂，伸肘可加重疼痛。肘关节正位X线片，加拍桡骨头侧位和斜位X线片可显示骨折情况，加以鉴别。

【临床表现】

桡骨小头半脱位时，肘部疼痛，患儿哭闹，肘部半屈曲，前臂中度旋前，不敢旋后和屈肘，不肯举起和活动患肢，桡骨头部位压痛，X线片检查无异常。

【治疗】

1. **治法** 理筋复位，疏经通络。

2. **处方与方义**

（1）**理筋复位**：复位时不用麻醉，医生先将自己一只手的拇指和中指轻扣住患儿患肢的肱桡关节，其中用大拇指用力顶住肱骨小头，医生另一只手紧握患肢前臂远端，将桡骨在拔伸状态下轻度旋前（＜100°），接着屈肘关节近90°左右，再后旋转桡尺关节近极限位，然后放开拔伸状态。复位后肘部及前臂即可活动自如。

（2）**疏经通络**：按揉合谷穴、外关穴各100次。

【预防与护理】

1. 复位后可用三角巾悬吊患儿前臂一周。

2. 复位后一周内，隔天做1次按摩保养，以利于受损韧带尽快修复。

3. 平时注意不要过于用力牵拉小儿上肢，防止复发。

【病案举例】

江某，男，4岁。2007年4月初诊。主诉（家长代诉）：因外伤致右肘部疼痛活动受限1天。现病史：患儿1天前玩耍时，不慎被人拉扯右手，导致肘关节疼痛，活动受限。查体：生命体征平稳，头颅五官无畸形，心、肺、腹未查及异常，右肘部无明显肿胀，桡骨小头处压痛，右手提物、抬举困难，右肘关节屈伸活动受限。辅助检查：右侧肘关节正侧位 X 线片未见异常。诊断：右桡骨小头半脱位。病机分析：当肘关节伸直位，手腕或前臂突然受到旋转动作的纵向牵拉，环状韧带下部将产生横行撕裂，向下轻微活动，肱桡关节间隙变大，关节囊及环状韧带上部由于关节腔的负压作用，滑过桡骨头倾斜远端一部分关节面就可嵌顿于桡骨关节间隙，从而阻止了桡骨头复位，造成桡骨小头半脱位。治法：理筋复位，疏经通络。处方：医生先将自己一只手的拇指和中指轻扣住患儿右肢的肱桡关节，其中用大拇指用力顶住肱骨小头，医生另一只手紧握右前臂远端，将桡骨在拔伸状态下轻度旋前，接着屈肘关节近 90°左右，再后旋转桡尺关节近极限位，然后放开拔伸状态。再揉肱骨粗隆、曲池、小海、合谷穴、外关穴各 100 次。

【按语】

肘关节由 3 个关节组成：肱尺关节、肱桡关节和桡尺关节，其共用一个关节囊。肱尺关节的骨性结构是肱骨滑车与尺骨滑车切迹，肱桡关节是肱骨小头和桡骨头近端的凹面，桡尺关节是桡骨头的环状关节面和尺骨的桡骨切迹。

环状韧带附着于尺骨的桡骨切迹的前后缘，形成一个圆弧的 3/4，与尺骨的桡骨切迹组成一个围绕桡骨头的圆环。而 5 岁以下的小儿由于发育不全和姿势不当容易造成本病，5 ～ 6 岁后桡骨头长大，则不易脱出。

第二十四节　分娩性臂丛神经损伤

分娩性臂丛神经损伤是指小儿常见的一种神经损伤病证，又称产瘫，是指胎儿在分娩过程中头肩分离暴力牵拉使一侧或双侧臂丛神经发生损伤。婴儿出生时因其臂丛神经干或根受损而引起上肢麻痹，常见的有臂麻痹、面神经麻痹，偶见坐骨神经损伤，本文主要介绍臂丛神经损伤引起的臂麻痹。

中医古籍中未见有对本病的专门记载。根据其上肢麻痹、肩臂运动不能、肌肉萎缩等临床表现，可将之归入"痹证""痿病"中。

【病因病机】

产妇生产时，助产人员过急过猛牵拉婴儿头部，使一侧颈部和肩部过度分离，造成臂丛的牵引和撕裂损伤；或胎位不正，发生难产或滞产时受产钳挤压或外力牵拉，损伤神经而引起麻痹。最常见的是上臂麻痹，其次为前臂麻痹，亦有损伤严重的全臂麻痹。胎儿体重过大是产瘫易发生的危险因素。本病宜早期综合治疗，否则易留下后遗症。

1. 上臂麻痹（上干型）　因第 5、6 颈神经损伤而致。以手阳明大肠经经络损伤为主，以不能抬肩为主症。气滞血瘀，经脉不通而致麻痹，日久气血无法正常濡养肌肉，而致痿痹。

2. 前臂麻痹（下干型）　因第 8 颈神经与第 1 胸神经损伤而致。以手太阳小肠经经络损伤为主，以不能屈肘、伸腕为主症。气滞血瘀，气血不通而致麻痹，日久气血无法正常濡养肌肉，而致痿痹。

3. 全臂麻痹（全臂型）　因臂丛神经束损伤而致。以手阳明大肠经、手少阳三焦经、手太阳小肠经，手三阳经络损伤为主，以全臂瘫为主症。气滞血瘀，经脉不通而致麻痹，日久气血无法正常濡养肌肉，而致痿痹。

【诊断要点及鉴别诊断】

1. 诊断要点

（1）多见于初生儿。

（2）产程中有难产及产程损伤。

（3）有上肢麻痹，失用等症。

（4）日久上肢肌肉萎缩，并遗留后遗症。

2. 鉴别诊断　与脑瘫鉴别，后者是一种以出生前，或产程中脑神经损伤为主的综合征。常伴有认知障碍，发育迟缓等。

【临床表现】

1. 上臂麻痹　三角肌、冈上肌、冈下肌、小圆肌、部分胸大肌、旋后肌等不同程度地受累。主要表现为患肢下垂、肩部不能外展，肘部微曲和前臂旋前。

2. 前臂麻痹　手指的屈曲和手部的伸肌受累。由于症状不明显，往往在出生后相当一段时间才被发现，手的大小鱼际均萎缩，屈肌肌力也较弱，常有臂部感觉障碍。

3. 全臂麻痹　患儿出生后即可发现上臂、前臂或全臂不能自主运动，锁骨上窝可能因出血而肿胀；一般上肢有内收、内旋的肌挛缩，肱骨头有半脱位和肩峰下垂现象，并可出现前臂桡神经侧部分感觉消失。

【治疗】

1. 上臂麻痹

（1）治法：通经活络，行气活血。

（2）处方：按揉肩井、天宗、肩贞、肩髃、曲池各 300 次，并做肩肘关节活动。

（3）方义：以推手少阳、手阳明经为主，并以拇指刺激循经上的穴位，以通经活络，行气活血。

2. 前臂麻痹

（1）治法：通经活络，行气活血。

（2）处方：掐揉五指节、老龙、合谷、外关、手三里、曲池、肩髃各 200 次，肘、腕关节屈、伸、摇被动运动。

（3）方义：以推手少阳、手阳明经为主，并以拇指刺激循经上的穴位，以通经活络，行气活血，动摇各关节以促进关节功能恢复。

3. 全臂麻痹

（1）治法：通经活络，行气活血。

（2）处方：按揉肩井、天宗、肩贞、肩髃、曲池各 300 次，掐揉五指节、老龙、合谷、外关、手三里、曲池各 100 次，并做肩、肘、腕关节屈、伸、摇被动运动。

（3）方义：掐揉上肢部穴位能通经活络，摇动及屈伸各关节能行气活血，促使臂部肌肉、神经的康复，从而改善肢体麻痹。

【预防与护理】

1. 注意气候变化，注意保暖，避免患肢受凉。

2. 鼓励患儿做主动活动，家人给予被动活动锻炼。

3. 孕妇应保持心情愉快，营养均衡，禁烟酒，慎用药物，避免早产、难产。

【病案举例】

刘某，男，2岁。2006年5月初诊。主诉（家长代诉）：右上臂抬肩困难2年。现病史：患儿因难产，生产中胎儿受伤而致右上臂疼痛，右上臂不能主动抬肩，经当地医院肌电图检查第5颈神经根损伤（中度），拟诊为分娩性臂丛神经损伤，做低频理疗，右上臂疼痛减缓。但仍有右上臂主动抬举困难。伴疲乏、饮食及二便正常。查体：面色少华，舌质红，舌苔薄，脉细弦。诊断：分娩性臂丛神经损伤。证属：气虚血瘀。病机分析：患儿由于经络损伤，日久气虚血瘀，故右上臂麻痹、抬举困难、疲乏、舌质红，舌苔薄，脉细弦。治法：益气，活血。处方：按揉肩井、天宗、肩贞、肩髃、曲池，并做肩肘关节活动。

【按语】

目前根据神经损伤程度，本病可分为Ⅰ～Ⅳ型，Ⅰ型，第5、6颈神经根受损，病理分级为Ⅰ～Ⅱ级（传导中断，或轴索断裂），临床表现为肩外展，肘不能屈曲。Ⅱ型，第5、6、7颈神经根受损，病理分级为第5、6颈神经为Ⅱ～Ⅲ级（神经纤维断裂），第7颈神经为Ⅰ～Ⅱ级损伤，临床表现为不能肩外展、屈肘、伸腕。Ⅲ型，第5～7颈神经根和第1腰神经根受累，病理分级为C5～C6多为Ⅳ～Ⅴ级损伤（神经束或神经干断裂），C7多为Ⅱ级，C7T1多为Ⅰ～Ⅱ级损伤，临床表现为全上肢瘫痪，但homer征阴性。Ⅳ型，C5～7T1神经根受累，病理分级为C5～C6常为神经断裂，C7常为神经撕脱，T1可为不完全神经损伤，临床表现为全上肢瘫痪，homer征阳性（上睑下垂，瞳孔缩小，眼球内陷，半脸无汗）。

推拿对于本病的疗效较好，可适当配合中西药物治疗及康复，预后：Ⅰ型，第1个月开始恢复，4～6个月可完全恢复，10%遗留肩关节功能障碍。Ⅱ型，约65%可恢复正常，其余遗留肩关节功能障碍。Ⅲ型，少数可完全恢复，多数遗留肩、肘、前臂旋转功能障碍。Ⅳ型，25% 伸腕、伸指功能不恢复，无自行恢复可能。

第二十五节 ## 小儿增高调理保健

在保证均衡饮食营养和充足睡眠的基础上，科学锻炼身体，再配合推拿。长期坚持，就能充分发挥孩子身高增长的潜力，促进孩子长高。

现在我国部分青少年儿童普遍出现了四体不勤、五谷不分、肩不能挑、手不能提的现象。社会科学家认为，在当前就业压力日增，独生子独大的前提下，"啃老族"有扩大的迹象。生活状态维持在"一直无业，二老啃光，三餐饱食，四肢无力，五官端正，六亲不认，七分任性，八方逍遥，九（久）坐不动，十分无用"的病态现象。2010 年《我国青少年体质健康发展报告》数据显示，中国青少年的身体素质在整体上处于下降趋势，集中表现在如下几项基本内容中：①近视比率居高不下；②肥胖率继续走高，而体重过低者也占据了相当的比例；③由于婴儿时期爬行训练严重不足，使脊柱的四个生理曲度没有很好的形成，导致耐力素质持续在低谷徘徊，心肺功能不足的现象普遍存在。据统计，中国青少年体质情况连续 25 年下降，基础素质远逊日本，7 ～ 17 岁的中国男孩平均身高比日本同龄男孩矮 2.54cm，历史上的"小"日本变成了"大"日本（身高）。

因此，开展"婴儿时期爬行训练、推拿增高"全民健康活动，普及健康饮食教育，可以确保学生增强体质，提高民族身体素质，重塑社会整体价值观，意义极其重大。

【影响小儿身高发育的原因】

1. 遗传　遗传因素对小儿的生长发育有一定影响，如父母身材的高矮、皮肤的颜色、毛发的多少以及形态等，对子女都有一定程度的影响。

2. 怀孕　怀孕前、中、后期，父母的感情状况对小儿的生长发育有一定影响，如父母的健康状况、智商、脾气、性格等，对子女都有一定程度的影响。

3. 精神因素　专家认为得不到抚爱的儿童，由于体内分泌的生长激素比较少，故他们的平均身高可能低于同龄儿童。

4. 营养　营养对生长发育至关重要。婴幼儿期需要合理的饮食结构，否则不但影响正常发育，而且会影响日后的智能。

5. 睡眠　儿童入睡后，脑垂体的前叶能分泌出一种生长激素。如睡眠不足，生长激素就可能受阻，形成精神性侏儒症。

6. 锻炼　利用自然条件进行体格锻炼对增强儿童体质，提高发育水平和降低发病率有很大作用。日光、空气、水能促进新陈代谢、消化、吸收和血液循环，有利于生长发育。

7. 疾病　长期消化功能紊乱、反复呼吸道感染、内分泌系统疾病，以及大脑发育不全等，对小儿生长发育都有直接影响。

8. 环境和气候　人体学研究已经证明：秋季长重，春季长高。从地区来看，热带发育较早，寒带生长迅速。此外，合理的生活制度、新鲜空气、没有噪音和污染的生活环境，均有利于小儿体格和精神的发育。

【推拿调理方法】

1. 治法　理筋复位，疏经通络。

2. 处方与方义

处方：按揉率谷、太阳各300次，点揉百会、点揉会阴各300次，点揉天柱、委中各300次，点揉身柱、命门各300次，按揉膻中、关元各300次，点揉足三里、悬钟各300次，点揉三阴交、内关各300次，按揉阳陵泉、涌泉各300次，捏脊：巡督脉从长强到大椎，巡足太阳膀胱经从大杼到白环俞都用补法。

方义：

（1）按揉率谷、太阳：会刺激松果体和脑垂体分泌更多生长激素，促进生长发育。身体骨骼和软组织的生长有关，且可影响内分泌腺的活动。

（2）点揉百会、点揉会阴：督脉为阳脉之海，主管一身阳经之气，任脉为阴脉之海，主管一身阴经之气，诸阳聚百会，任、督二脉一源二岐同出于会阴，通过按摩可以激发任督二脉之精气，增强体质，促进生长发育！

（3）点揉天柱、委中：足太阳膀胱经在颈部从天柱开始分为两条贯穿整个脊背一直到大腿，在腘窝交汇于委中，回归于同一条经络。增强脊柱和脏腑免疫功能，促进生长！

（4）点揉身柱、命门：按揉身柱调肺气，补虚损，止咳嗽，通经活络等作用，根据最新科学研究：揉身柱有促进增长身高的作用；按揉命门，激发命门之火，温补两肾，肾为先天之本，肾主骨生髓，促进骨骼生长发育。

（5）按揉膻中、关元：按揉膻中，八脉交会穴之气会，散解郁气，促进胸腺肽的分泌，促进生长发育；按揉关元，是全身最强大的保健穴位，是人体元气的发动机，可促进肾上腺素的分泌。

（6）点揉足三里、悬钟：足阳明胃经是一条多血多气的经络，足三里是足阳明胃经的下合穴，按揉足三里可振奋全身阳经之气，增强血液循环，增强对营养的吸收，促进生长发育；悬钟是八脉交会穴之髓会，按揉悬钟可益髓通脑，强壮筋骨，促进骨髓生长发育。

（7）点揉三阴交、内关：三阴交是足厥阴肝经、足太阴脾经、足少阴肾经三条经络交汇点，按揉三阴交：有疏肝、健脾、补肾的功效，内关是手厥阴心包经的八脉交会穴之络穴，通阴维脉，心为五官之主，代心受过，代心受邪，保护心脏不受外邪侵犯，维护五脏六腑正常工作，促进生长发育。

（8）按揉阳陵泉、涌泉：阳陵泉是足少阳胆经的下合穴，八脉交会穴之筋会，按揉阳陵泉可松解全身之筋结、促进韧带生长发育；涌泉是足少阴肾经之井穴，是肾经的源头，按揉涌泉穴有补肾生骨的功效。

（9）捏脊：沿督脉从长强到大椎，沿足太阳膀胱经从大杼到白环俞都用补法。督脉：从长强到大椎往上捏，有疏通、振奋、补充督脉阳气的功效；膀胱经：从大杼到白环俞往下捏，有疏通、振奋、补充足太阳膀胱经阳气的功效；全身阳气振奋，身体才能快速生长发育。

【专家提示】

1. 遗传　爸爸、妈妈必须拒绝转基因的化妆品、保健品和食品，否则容易生出残疾儿。男女在择偶时尽可能选择异姓、地域远、无血缘关系的异性结婚，遗传优势基因因素对小儿的生长发育有一定影响，如父母身材的高矮、皮肤的颜色、毛发的多少以及形态等，对子女都有较大的影响。

2. 父母的影响　怀孕前、中、后期，父母的感情状况越好，以及父母的健康状况、智商、脾气、性格等，对于小儿的生长发育会有更积极影响；相反，则对子女生长发育会有负面的影响。

3. 精神因素　专家认为经常得到抚爱和按摩的儿童，由于体内分泌的生长激素比较多，故他们的平均身高可能高于同龄儿童。

4. 营养　营养对生长发育至关重要。婴幼儿期需要均衡的饮食结构，杜绝转基因保健品、转基因食品，否则不但影响正常发育，而会影响日后的生育及智能。

5. 睡眠　培养儿童黄金睡眠期，晚九点至早七点，睡眠时脑垂体的前叶就能分泌出更多生长激素。如经常睡眠不足，生长激素就可能受阻，形成精神性侏儒症。

6. 锻炼　利用自然条件进行适度体格锻炼对增强儿童体质，提高发育水平和降低发病率有很大作用。日光、无污染的空气、水能促进新陈代谢、消化、吸收和血液循环，有利生长发育。

7. 疾病　控制疾病不如预防疾病，通过经常推拿按摩、预防消化功能紊乱、呼吸道感染、内分泌系统疾病以及大脑发育不全等，对小儿生长发育都有直接良性影响。

8. 环境和气候　人体学研究已经证明，春发，夏长，秋收，冬藏；春季长高，秋季长重。从地区来看，热带发育较早，寒带生长迅速。此外，合理的生活制度、新鲜空气、没有噪音和污染的生活环境，均有利于小儿身体和精神的发育。

【按语】

通过积极预防和关爱，克服和消除影响小儿身高发育的原因，小儿推拿让孩子身高发育更快、更健康。

附录

久珍金刀健身功

第一式　童子拜佛式

练功方法：平心静气，两脚并拢，收腹提肛，含胸拔背，舌顶上颚，虚领劲顶，双掌合十（见附图1）；双掌上举过顶，抬双脚脚后跟，呈韦陀献杵状（见附图2），心里默数1、2、3、4、5，数到5后，双脚脚后跟同时落地（见附图3），即迅速弯腰，用双掌小鱼际叩击双腿三阴交穴（见附图4）；

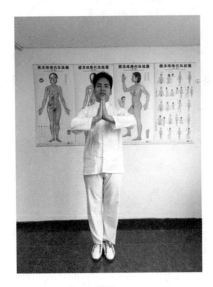

附图1

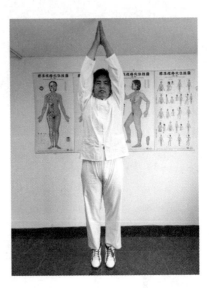

附图2

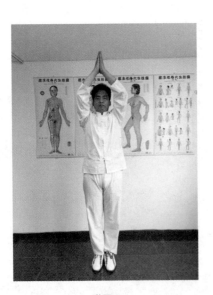

附图3

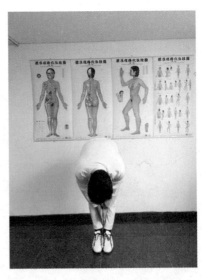

附图4

然后再起身，双掌合十，重复上述动作。整个动作连续做9遍。

功效：疏肝、健脾、补肾、培元固本。松解小腿比目鱼肌和腓肠肌下段及手掌小指短屈肌、小指展肌；疏通任督二脉、肝经、脾经、肾经、小肠经穴位；可预防腰腿痛，手部小肠经主治咳嗽，咯血，咽喉肿痛，发热，及扁桃体炎，小儿营养不良等并对于改善下焦、缓解消渴症状、降低血糖均有良好疗效。

第二式　金刀震龙根

练功方法：平心静气，两脚分开与肩同宽，收腹提肛，含胸拔背，舌顶上颚，虚领劲顶，双手五指并拢，平举立掌呈刀状（见附图5），然后迅速落下，下落时双掌内收呈45°角，并用小鱼际砍击腹股沟韧带的急脉、冲门、府舍、维道、五枢穴（见附图6），同时刺激双掌后溪、少泽、前谷、腕骨等穴位，然后双掌平举立掌呈刀状（见附图5），重复上述动作。整个动作连续做64遍。

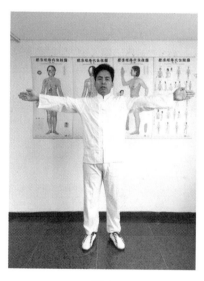

附图5

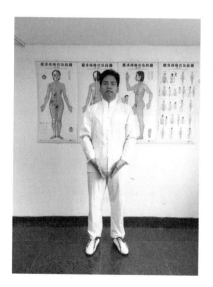

附图6

功效：松解腹股沟韧带，股四头肌，股内收肌及手掌小指短屈肌，小指展肌；疏通腹股沟淋巴，以及肝经、胃经、脾经、胆经，小肠经；可预防妇科、男科及泌尿生殖系统疾病，提高性功能。

第三式　刀背震龙尾

练功方法：平心静气，两脚分开与肩同宽，收腹提肛，含胸拔背，舌顶上颚，虚领劲顶，双手拇指内收，四指并拢，立掌呈刀状（见附图5），然后双臂向后伸到最大限度（见附图7），再迅速回收（见附图8），双掌食指桡侧端砍击臀部八髎穴（见附图9），然后双臂再向后伸到最大度（见附图7），再迅速回收（见附图8），双掌食指桡侧端砍击臀部八髎穴（见附图9），还可以刺激手掌部合谷、二间、三间、商阳、阳溪穴等大肠经穴位，整个动作连续做64遍。

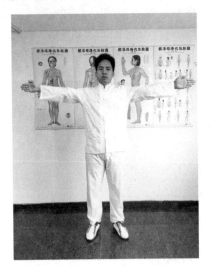

附图 5

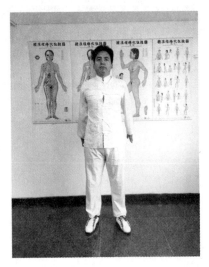

附图 7

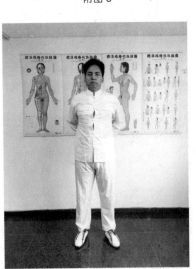

附图 8

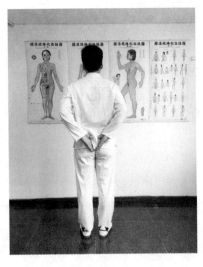

附图 9

功效：松解骶髂韧带，梨状肌，臀大肌及手部第1骨间肌、第2蚓状肌；疏通八髎穴，马尾神经，膀胱经，手部正中神经；预防强直性脊柱炎、腰骶痛、妇科、男科及泌尿生殖系统疾病，提高性功能。刺激手部大肠经的穴位，不仅能治疗发热、头痛，目赤肿痛、鼻衄、咽喉肿痛、口眼㖞斜、痛经、滞产等，还可以调节血糖，对缓解牙痛、晕车也有明显疗效。

第四式　金刀震龙巢

平心静气，两脚分开与肩同宽，收腹提肛，含胸拔背，舌顶上颚，虚领劲顶，双手五指并拢，掌心向上，平掌呈刀状（见附图10），双臂平端，迅速落下，下落时双掌内收呈45°角，小鱼际砍击腹部下缘：气门、提托、子宫、归来、气冲穴（见附图11），然后双臂再次平端（见附图10），重复上述动作，整个动作连续做64遍。

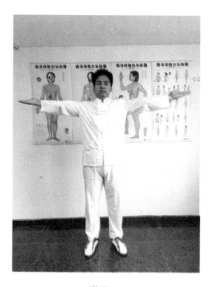
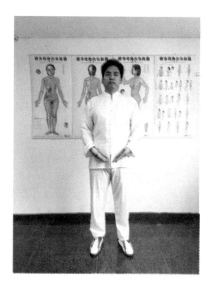

附图 10　　　　　　　　　　　　　　附图 11

功效：松解腹内、外斜肌，腹横肌，锥状肌及手掌小指短屈肌，小指展肌；疏通胃经、肝经、脾经，小肠经；预防子宫下垂、卵巢囊肿、输卵管粘连、盆腔炎、不孕不育及便秘等。

第五式　金刀震龙背

练功方法：平心静气，两脚分开与肩同宽，收腹提肛，含胸拔背，舌顶上颚，虚领劲顶，双手拇指内收，四指并拢，立掌呈刀状（附图5），然后双臂向后伸到最大度（附图7），再迅速回收（附图12），双掌食指桡侧端砍击腰部三焦俞、肾俞、气海俞、大肠俞、关元俞穴（附图13），然后双臂再向后伸到最大度（附图7），重复上述动作，整个动作连续做64遍。

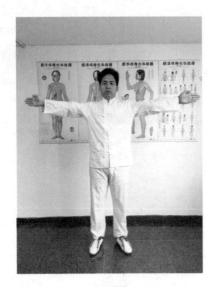

附图5

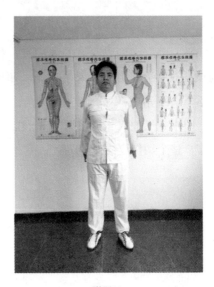

附图7

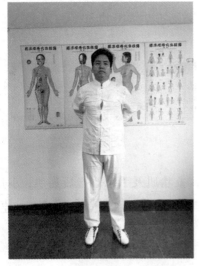

附图12

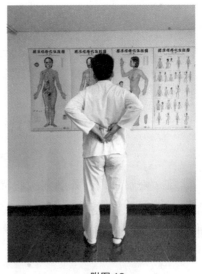

附图13

功效：松解竖脊肌、多裂肌、骶腰韧带、腰方肌，及手部第1骨间肌、第2蚓状肌，疏通：膀胱经，华佗夹脊穴，手部正中神经；预防腰腿痛、养肾、补气、调三焦等。

第六式　金刀震龙腰

平心静气，两脚分开与肩同宽，收腹提肛，含胸拔背，舌顶上颚，虚领劲顶，双手五指并拢，掌心向上，平掌呈刀状，双臂平端（附图10），迅速落下，下落时双掌内收呈30°角，用小鱼际砍击腹部中缘：盲俞、脐中四边穴、天枢、大横、带脉穴（平脐部位）（附图14），然后双臂再次平端（附图10），重复上述动作，整个动作连续做64遍。

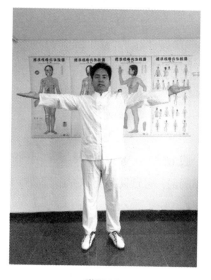

附图10

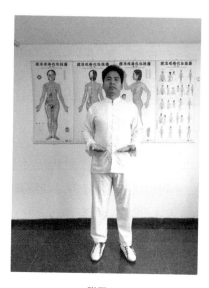

附图14

功效：松解腹内、外斜肌，腹横肌，腹直肌及手掌小指短屈肌，小指展肌；疏通肾经、胃经、肝经、脾经，小肠经；预防便秘腹胀、月经不调、赤白带下、泄泻痢疾、疝气、腰胁痛。

第七式　金刀震龙胆

平心静气，两脚分开与肩同宽，收腹提肛，含胸拔背，舌顶上颚，虚领劲顶，双手五指并拢，掌心向上，平掌呈刀状，双臂平端（见附图10），迅速落下，双掌内收翘起呈45°角用小鱼际砍击胸廓下缘：不容、承满、腹哀穴（见附图15）；然后双臂再次平端重复上述动作；整个动作连续做64遍。

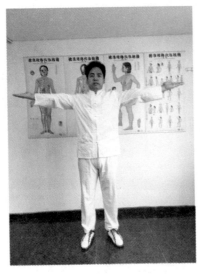

附图 10　　　　　　　　　　　　　　　附图 15

功效：松解膈肌、腹内、外斜肌，腹横肌，腹直肌及手掌小指短屈肌，小指展肌；疏通肾经、胃经、脾经，小肠经；可预防肝胆疾病、脾胃疾病、增加肺活量，预防高血压、高血糖、高血脂。

第八式　金刀震龙肩

平心静气，两脚分开与肩同宽，收腹提肛，含胸拔背，舌顶上颚，虚领劲顶，双手五指并拢，平掌呈刀状（见附图10），然后双臂翘起呈45°角十字插花内收，左臂在外右臂在内，两掌小鱼际分别砍击对侧肩周韧带肩前、肩髃穴上（见附图16），连续砍击8下为一组，然后双臂再交换，右臂在外左臂在内，双掌砍击对侧肩周韧带肩前、肩髃穴（见附图17），连续砍击8次为一组，共砍击9组。

功效：松解三角肌、胸大、小肌、锁骨上、下肌、肩周韧带等；疏通大肠经、肺经、心包经，小肠经；预防肩周炎、乳腺增生、增加肺活量。

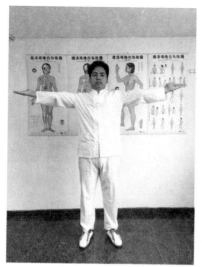

附图 10

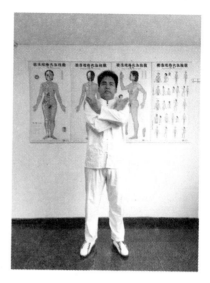

附图 16

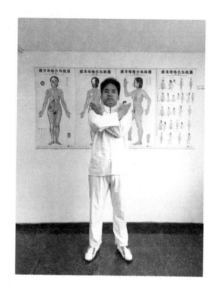

附图 17

第九式　金刀震龙头

平心静气，两脚分开与肩同宽，收腹提肛，含胸拔背，舌顶上颚，虚领劲顶，双手五指并拢，平掌呈刀状（见附图 10），然后双臂平端，上臂内收

70°，双掌置于颅后 15cm（见附图 18），然后迅速落下，两掌小鱼际分别砍击同侧颅骨下缘翳明、安眠、天柱穴（见附图 19、附图 20），（轻重根据自己的承受度为宜）每砍击 1 次间隔 2 秒，连续砍击 64 次。

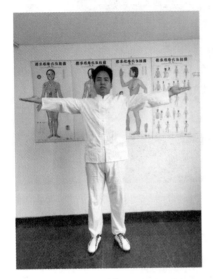

附图 10

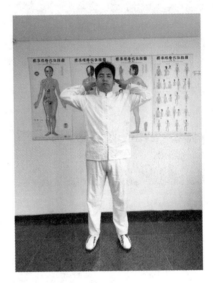

附图 18

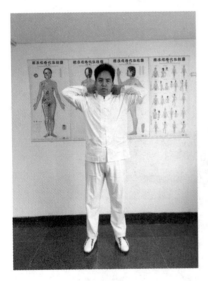

附图 19

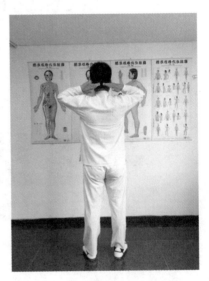

附图 20

功效：松解头夹肌、前中后斜角肌群、胸锁乳突肌、头半棘肌、颈阔肌等及手掌小指短屈肌，小指展肌；疏通：三焦经、胆经、膀胱经，小肠经；预防颈椎病、心脑血管病、老年痴呆症、乳腺增生、增加肺活量。

　　少儿国医小儿推拿流派，首先是山东中医药大学王国才、王道全和季远三位教授，集北方四大流派（包括山东三字经流派、孙重三流派、张汉臣流派和北京冯氏捏积流派）特点的大成，对 40 余年临床经验的总结，传承创新的一套完整的实用小儿推拿手法体系。其后，我作为该流派弟子，又融入广西韦氏正骨流派和北京清宫正骨流派，集六大流派之精华，在 30 余年临床经验的基础上，博采众长、取长补短，形成了独具特色的少儿国医小儿推拿流派。该流派不仅对小儿内科疾病的治疗优势明显，尤其在小儿肌性斜颈、脊柱侧弯等外源性疾病治疗方面，效果独树一帜！

　　21 世纪，不是孩子的竞争，而是妈妈的竞争，妈妈自己应该做孩子的保健医。俗话说："三岁看大，七岁看老！"我认为："少儿强，则中国强！"但是在当今社会，我们的孩子面临的是一生病就马上去医院接受"三素疗法"，这是一种饮鸩止渴做法！让孩子的身、心、灵都受到严重损害。《黄帝内经》曾说："上工治未病，不治已病，此之谓也。"而妈妈通过学习小儿推拿四大保健穴，一定程度上可以达到让孩子不生病、少生病的结果。所以说，利用中医小儿推拿为孩子进行养生保健，无疑是最佳保护孩子健康的方式。

　　"妈妈是孩子的第一任老师，更是孩子的首席保健医"。哪位妈妈首先掌握了中医小儿推拿，她就可能会带领健康聪慧的孩子首先跨出起跑线，领跑全程，赢在人生。本书是专为智慧妈妈们写的《实用小儿推拿真人图解》。尤其是在小儿四大保健穴、小儿增高技术、小儿肌性斜颈、小儿近视方面，本书有自己独特的见解和调理治疗方法。《实用小儿推拿真人图解》，是教会妈妈用真爱亲力亲为，帮助孩子身、心、灵的健康成长！

在本书出版过程中，得到了各方面专家、朋友的支持和帮助。在此，特别感谢前卫生部何界生副部长、王道全教授、韦贵康教授、张素芳教授、季远教授、姚笑博士、郝胜利编审、王玮编辑、陈道影总经理、王爱国董事长，以及我的爱人姜旸律师，还有王麒涵、原圆和李欣愉小朋友给予的大力支持，并对他们为中华小儿健康事业的发展所做出的努力，致以诚挚的敬意！

李宪忠

2016 年 9 月 9 日

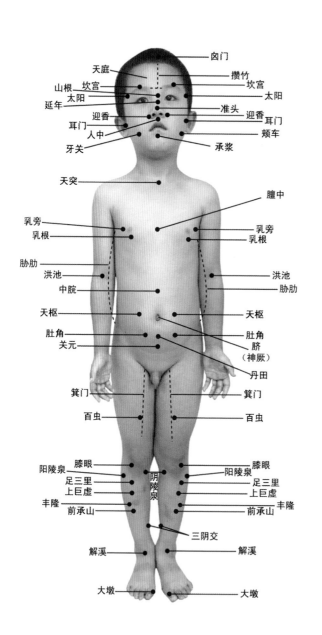

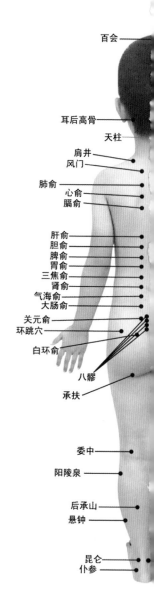

正面图（左侧）：
囟门　天庭　攒竹　坎宫　山根　坎宫　太阳　延年　太阳　迎香　准头　迎香　耳门　耳门　人中　颊车　牙关　承浆　天突　膻中　乳旁　乳旁　乳根　乳根　胁肋　洪池　洪池　胁肋　中脘　天枢　天枢　肚角　肚角　关元　脐（神厥）　丹田　箕门　箕门　百虫　百虫　阳陵泉　膝眼　膝眼　阳陵泉　足三里　足三里　上巨虚　上巨虚　丰隆　丰隆　前承山　前承山　阴陵泉　三阴交　解溪　解溪　大墩　大墩

背面图（右侧）：
百会　耳后高骨　天柱　肩井　风门　肺俞　心俞　膈俞　肝俞　胆俞　脾俞　胃俞　三焦俞　肾俞　气海俞　大肠俞　关元俞　环跳穴　白环俞　八髎　承扶　委中　阳陵泉　后承山　悬钟　昆仑　仆参

小儿穴位图

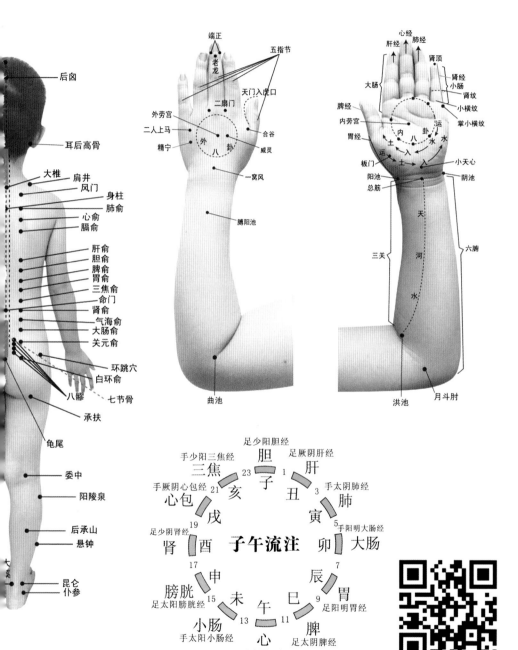